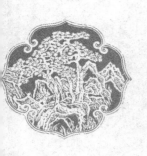

中国民间医学丛书

中国民间儿疗图解

刘光瑞　刘少林　编著

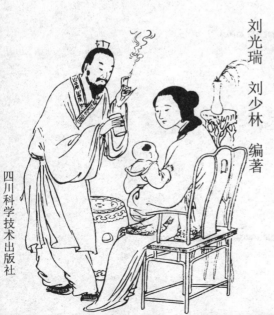

四川科学技术出版社

U0254711

图书在版编目（CIP）数据

中国民间儿疗图解/刘光瑞，刘少林编著. – 2版.
—成都：四川科学技术出版社，2008.4（2024.6重印）
（中国民间医学丛书）
ISBN 978-7-5364-6480-3

Ⅰ．中…Ⅱ．①刘…②刘…Ⅲ．小儿疾病 – 民间疗
法 – 中国 – 图解 Ⅳ．R272 – 64

中国版本图书馆CIP数据核字(2008)第033322号

中国民间医学丛书
中国民间儿疗图解
ZHONGGUO MINJIAN ERLIAO TUJIE

编　著　刘光瑞　刘少林

出 品 人　程佳月
责任编辑　李迎军
助理编辑　王天芳
封面设计　李　庆
责任出版　欧晓春
出版发行　四川科学技术出版社
　　　　　成都市锦江区三色路238号　邮政编码 610023
　　　　　官方微博 http://weibo.com/sckjcbs
　　　　　官方微信公众号　sckjcbs
　　　　　传真 028-86361756
成品尺寸　146 mm × 210 mm
印　　张　6　字数　140　千
印　　刷　成都蜀通印务有限责任公司
版　　次　2008年4月第2版
印　　次　2024年6月第4次印刷
定　　价　58.00元

ISBN 978-7-5364-6480-3

邮　　购：成都市锦江区三色路238号新华之星A座25层　邮政编码：610023
电　　话：028-86361770

丛书主编

刘光瑞

丛书编委会

刘光瑞　刘少林
林　红　杨殿兴

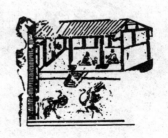

继采中國醫学傳统

发揚民間医術特色

祝賀　刘少林　刘光瑞

賢父子著中國民間

醫学丛書出版成功

一九九一年十一月

李克光

原四川省中医药研究院院长　李克光题词

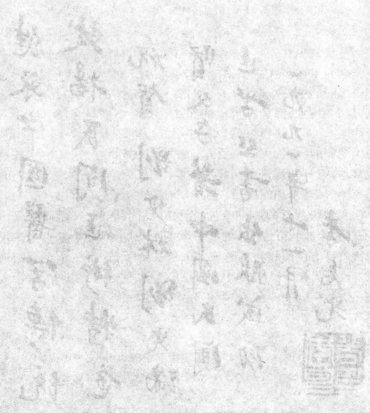

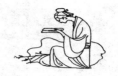

吕　序

　　重庆刘少林先生是著名的民间医生,行医数十年。与其子刘光瑞先生在实践中积累了丰富的临床经验,收集了大量的流传于民间的单方草药,以及民间各种治病手法的一技之长。这些方药和技术,都是有价值的经验。只要掌握得当、对症下药、对症施术,即可获得奇效。有些小方也能治大病。相信刘少林先生编著的《中国民间草药方》、《中国民间刺血术》、《中国民间推拿术》、《中国民间敷药疗法》、《中国民间小单方》、《中国民间儿疗图解》等书稿问世后,定能获得读者的赞赏。

　　我国医药学的历史悠久,扎根在民间,因此,几千年来流传于民间,未被刊行传世。由于社会与历史的原因,不知有多少民间特效良方良药和独特的施术方法失传了,这是一个重大的损失。现在尚存于民间的医学应多方发掘,使之传之于世,造福人民。

　　　　　　　　原卫生部中医司司长、中国民　　**吕炳奎**
　　　　　　　　间中医药研究开发协会副会长

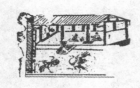

张　序

中国民间儿疗图解

　　近几月来,吾在家潜心养病,然各地中医振兴之信息不断传来。前日欣闻青年中医郭剑华收集编纂的《中国民间疗法大全》即将脱稿,吾以为这是继承中医精华,发扬中医特色,突出中医优势之举。今又悉刘少林、刘光瑞二君在巡游各地、遍访众师之后,收集民间儿疗之奇术异法,汇编成《中国民间儿疗图解》,令人兴奋。

　　中医儿科学起源于春秋战国时期,形成于宋代,发展于明清时期,数千年来,对人类作出了卓越的贡献。中医儿科书籍繁多,尤以名著长篇为甚,民间小作则鲜矣。《中国民间儿疗图解》虽从一个侧面介绍了中医治疗小儿疾病的民间方法,但同样饱蘸着前辈医家的心血,其中不少闪烁着中医理论和临床经验的光辉。因此可以说,《中国民间儿疗图解》一书的出版,不仅避免了儿疗施术和民间独到之法失传,而且对发掘、整理、充实中医儿科学均具有一定作用。

　　《中国民间儿疗图解》画图鲜明,并将适应证、注意事项等分述于后,图文并茂,独具一格,颇为实用。

重庆市中医院主任医师　张锡君谨识

前　言

　　我国民间儿疗施术种类繁多,历史悠久,效果独特,手法简便,广泛流传于民间,医籍散载,历代相传至今。

　　民间儿疗施术是传统中医的宝贵遗产之一,我们为振兴中医事业,巡游祖国各地,搜集民间各种奇术异法,将民间各类儿疗施术汇集成《中国民间儿疗图解》一书,以避免儿疗施术及独到之法失传,可供后来者研究参考。

　　本书第一版发行数万册,受到广大读者的好评,并荣获西南西北片区优秀科技读物奖及第二届四川省优秀科普读物奖,且受到港台出版界青睐,由台湾千华出版公司列入"国粹精选",在台湾出版了繁体字本。

　　我们收到许多热心的读者来信,他们希望除介绍各种儿疗方法外,能增加常见小儿疾病的具体操作。经过我们两年的努力,增补了"临床治疗图解"部分,增加图140幅,力求突出实用性,但愿能满足读者的需要。

　　本书稿承蒙全国人大代表、重庆市中医院院长、著名老中医张锡君主任医师审校和写序,在此深表谢意。

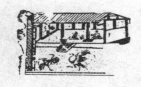

民间医术，源远流长。由于作者水平及阅历有限，书中不足之处，尚希广大读者及同道多加指正。

刘光瑞　刘少林

于重庆大坪中医少林堂

2008 年 4 月

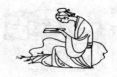

目 录

第一章 总 论 …………………………………… 2

　第一节 推 拿 ………………………………… 2

　　一、捏脊 …………………………………… 3

　　二、推七节 ………………………………… 4

　　三、弹山根 ………………………………… 5

　　四、开天门 ………………………………… 6

　　五、分阴阳 ………………………………… 7

　　六、黄蜂入洞 ……………………………… 8

　　七、推下六腑 ……………………………… 9

　　八、运八卦 ………………………………… 10

　　九、赶马上天河 …………………………… 11

　　十、单凤摆尾 ……………………………… 12

　　十一、点膻中 ……………………………… 13

　　十二、揉脘腹 ……………………………… 14

　　十三、掐后跟 ……………………………… 15

　　十四、按足三里 …………………………… 16

　　十五、擦涌泉 ……………………………… 17

　第二节 针 刺 ………………………………… 19

　　一、挑四缝 ………………………………… 19

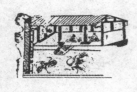

中国民间医学丛书

中国民间儿疗图解

二、割鱼际 ···················· 19

三、刺耳尖 ···················· 20

四、针少商 ···················· 20

五、梅花针沿经叩打 ·········· 22

六、梅花针叩肺俞 ·········· 23

七、梅花针叩膻中 ·········· 24

八、三棱针点人中 ·········· 25

九、三棱针点金津玉液 ······ 25

十、三棱针点委中 ·········· 26

十一、银针扎足三里 ········ 26

十二、银针扎合谷 ·········· 28

十三、银针扎肩髎 ·········· 28

第三节 艾 灸 ················ 31

一、堆灸 ···················· 31

二、隔姜灸 ·················· 31

三、闪灸 ···················· 33

四、贴药灸 ·················· 34

五、沿经灸 ·················· 35

六、灸足三里 ················ 36

七、灸脐中 ·················· 36

八、灸合谷 ·················· 37

九、灸曲池 ·················· 37

十、灸八髎 ·················· 39

第四节 拔 罐 ················ 41

一、气罐吸背心 ············ 41

二、气罐吸胸心 ············ 41

三、火罐吸肚脐 ············ 43

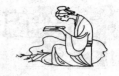

四、火罐吸肩髎 …………………………… 44

五、水罐吸中脘 …………………………… 45

六、药罐吸八髎 …………………………… 46

第五节　敷　药 …………………………… 48

一、面粉敷足心 …………………………… 48

二、泥药敷胸心 …………………………… 48

三、膏药敷承山 …………………………… 50

四、菜液敷肚脐 …………………………… 50

五、凡士林敷背心 ………………………… 51

六、热水敷额头 …………………………… 52

七、冷水敷大椎 …………………………… 53

八、醋敷损伤处 …………………………… 53

第六节　熨　烫 …………………………… 56

一、盐熨 …………………………………… 56

二、蛋熨 …………………………………… 57

三、葱熨 …………………………………… 57

四、醋熨 …………………………………… 58

五、草药熨 ………………………………… 59

六、物块熨 ………………………………… 60

七、指熨 …………………………………… 60

八、中药熨 ………………………………… 61

九、热水熨 ………………………………… 61

十、艾熨 …………………………………… 63

第七节　窍　术 …………………………… 65

一、点眼 …………………………………… 65

二、吹眼 …………………………………… 66

三、取嚏 …………………………………… 67

目录

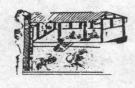

中国民间儿疗图解

四、吹鼻 ················· 67

五、鼻嗅 ················· 68

六、塞鼻 ················· 68

七、塞耳 ················· 70

八、吹耳 ················· 70

九、塞肛 ················· 71

十、探喉 ················· 72

第八节 杂 术 ················· 74

一、刮痧 ················· 75

二、揪痧 ················· 76

三、隔布刮痧 ················· 77

四、气雾 ················· 78

五、涂点 ················· 78

六、坐药 ················· 79

七、熏雾 ················· 80

八、药洗 ················· 80

九、药枕 ················· 82

十、香佩 ················· 83

十一、药鞭 ················· 84

十二、吸哑 ················· 85

十三、倒立 ················· 85

十四、酒火 ················· 86

十五、灯火 ················· 87

十六、磁疗 ················· 88

十七、拔毛 ················· 88

十八、埋线 ················· 90

第二章 临床治疗图解 ················· 92

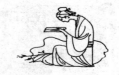

第一节　疳　积 …………………………… 92
　　一、概述 ………………………………… 92
　　二、治疗图解 …………………………… 92
第二节　感　冒 …………………………… 97
　　一、概述 ………………………………… 97
　　二、治疗图解 …………………………… 97
第三节　惊　风 …………………………… 101
　　一、概述 ………………………………… 101
　　二、治疗图解 …………………………… 102
第四节　咳　喘 …………………………… 106
　　一、概述 ………………………………… 106
　　二、治疗图解 …………………………… 106
第五节　腹　痛 …………………………… 110
　　一、概述 ………………………………… 110
　　二、治疗图解 …………………………… 111
第六节　呕　吐 …………………………… 115
　　一、概述 ………………………………… 115
　　二、治疗图解 …………………………… 115
第七节　遗　尿 …………………………… 119
　　一、概述 ………………………………… 119
　　二、治疗图解 …………………………… 120
第八节　泄　泻 …………………………… 124
　　一、概述 ………………………………… 124
　　二、治疗图解 …………………………… 124
第九节　便　秘 …………………………… 128
　　一、概述 ………………………………… 128
　　二、治疗图解 …………………………… 129

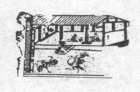

中国民间儿疗图解

第十节 湿 疹 ……………………………… 133

一、概述 ……………………………… 133

二、治疗图解 ……………………………… 133

第十一节 近 视 ……………………………… 137

一、概述 ……………………………… 137

二、治疗图解 ……………………………… 138

第十二节 小儿麻痹症 ……………………… 142

一、概述 ……………………………… 142

二、治疗图解 ……………………………… 142

第十三节 五迟症 ……………………………… 147

一、概述 ……………………………… 147

二、治疗图解 ……………………………… 148

第十四节 损 伤 ……………………………… 153

一、概述 ……………………………… 153

二、治疗图解 ……………………………… 153

第十五节 骨 折 ……………………………… 157

一、概述 ……………………………… 157

二、治疗图解 ……………………………… 158

第十六节 虫、蛇咬伤 ……………………… 162

一、概述 ……………………………… 162

二、治疗图解 ……………………………… 162

第十七节 水火烫伤 ……………………… 166

一、概述 ……………………………… 166

二、治疗图解 ……………………………… 167

第十八节 外伤出血 ……………………… 171

一、概述 ……………………………… 171

二、治疗图解 ……………………………… 171

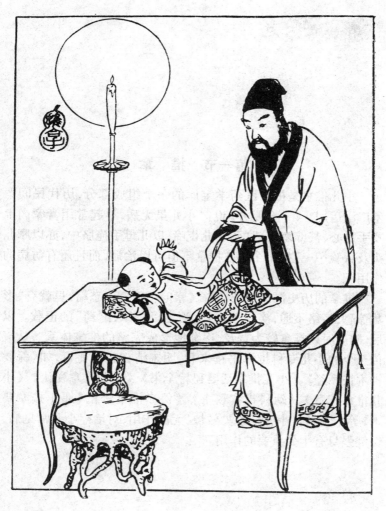

图 1 推 拿

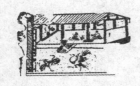

中
国
民
间
儿
疗
图
解

第一章 总 论

第一节 推 拿

　　小儿推拿是祖国医药学宝库的一个组成部分,历代民间医生广泛运用。《千金要方》说:"小儿虽无病,早起常用膏摩囟上及手足心,甚辟寒风。""治小儿夜啼,以儿母手掩脐中,亦以摩儿头及脊验……"提出了小儿推拿不但可以治病,而且还有防病的作用。

　　推拿的历史源远流长,早在《素问·血气形态篇》里就有"形数惊恐,经络不通,疾生于不仁,治之以按摩,醪药"的记载。以后,隋唐时期推拿较为普及,逐渐地形成完整的推拿体系。从流传至今的小儿专科推拿书籍来看,明末清初较为盛行,如《保婴神术按摩经》、《小儿推拿活婴秘旨全书》、《小儿推拿秘诀》、《小儿推拿广意》、《幼科推拿秘书》、《保赤推拿法》、《厘正按摩要术》等十余种。小儿推拿见效快,无副作用,对治疗小儿常见病,保健强身有十分重要的作用。

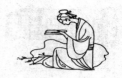

一、捏　脊

【手　法】　术者两手从小儿尾椎处向上提捏至背心。

【适应证】　小儿脾虚、食积、疳积、便秘、腹泻及小儿保健强身。

【注意事项】　①从尾椎捏至背心为一遍。一般施术提捏5～7遍，一天2次，10日为1个疗程。②提捏时力度、速度要配合适当，以每秒提捏4下为好。③凡小儿背部皮肤溃烂、创伤不宜提捏。④小儿饭后，不宜操作。

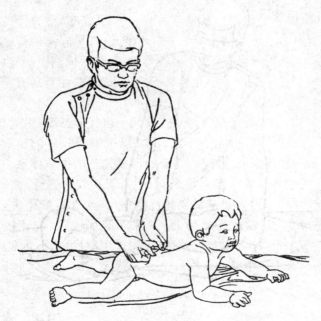

图2　捏　脊

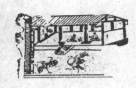
二、推七节

【手　法】　术者用手大指腹从小儿龟尾处往上推至八髎穴处。

【适应证】　小儿腹泻、脱肛、脘腹冷痛。

【注意事项】　①推七节力度斜向上方,不可用力太猛。②一般在推行中加轻揉动作。③冬天,术者可将手大指腹部先擦热,然后施术。④一次施术推行应50次以上。

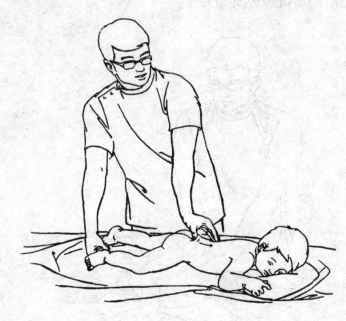

图3　推七节

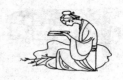

三、弹山根

【手 法】 术者用手中指弹击小儿山根穴。

【适应证】 惊风、感冒流涕。

【注意事项】 ①弹指用力适当,数次后肤红为度。②弹击后用两指对揉,减少弹后不适感。③小儿面部患皮肤溃烂疮毒时,不宜弹山根穴,以防伤风走毒。

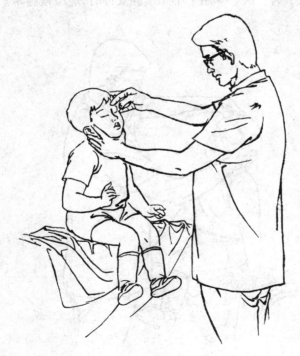

图4 弹山根

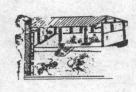
四、开天门

【手　法】　术者用两拇指由小儿眉心向额上至发际处交替推行。

【适应证】　外感发热、头痛、惊风、疲乏。

【注意事项】　①开天门推行用力不宜过大,凡小儿畏寒,可先将术者手指擦热,然后施术。②一般一次施术在 30 次以上,推行上、下为一次。③用于小儿镇静安神时,应缓慢施术。

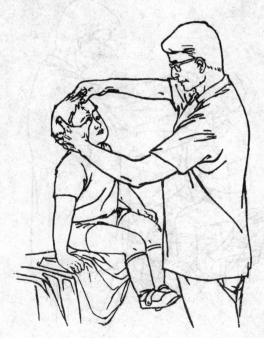

图 5　开天门

五、分阴阳

【手　法】　术者用两大拇指从小儿印堂处向两侧分推至太阳穴。

【适应证】　外感风热、慢惊风、脾虚汗多、头昏痛、哭闹不安。

【注意事项】　①术者指腹面接触额头,由轻到重分推。②每次施术 10～50 次。分阴阳太多,即醒神太过,反而伤神。分阴阳太少,而未醒其神,疗效不佳。③分阴阳施术小儿最好平卧,分推中加轻揉动作。

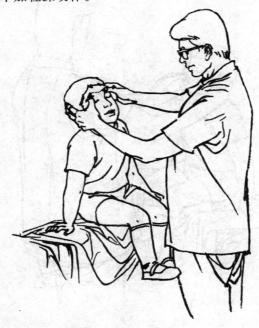

图 6　分阴阳

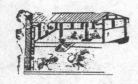
六、黄蜂入洞

【手　法】　术者用食指、中指端按压小儿鼻孔人中穴两侧。

【适应证】　外感风热,发烧、鼻塞。

【注意事项】　①按压时指端用力倾向小儿鼻孔内。②按压时手指端微微揉动。③每次按压 3 秒钟,不可久留。稍停后,反复数次。

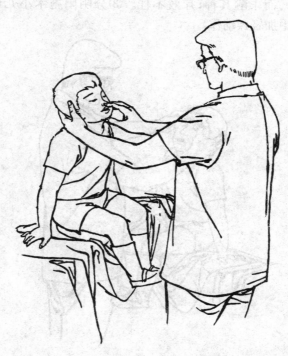

图 7　黄蜂入洞

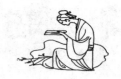

七、推下六腑

【手　法】　术者一手握住患儿手肘,另一只手大拇指从肘关节向腕部推行。

【适应证】　高热烦渴、惊风、疮毒、大便燥结。

【注意事项】　①小儿高烧,可重点推揉下六腑,术者大拇指蘸冷水推行。②一般推拿 20 次以上。③如小儿畏寒怕冷,可以从腕部向上推行至肘关节。

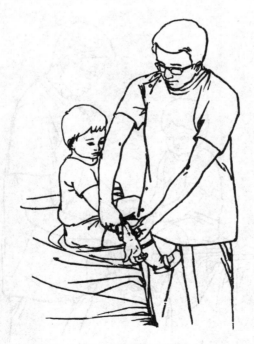

图 8　推下六腑

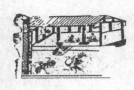

八、运八卦

【手　法】　术者用一手托住小儿手掌,一手大拇指推运小儿手掌心。

【适应证】　惊风、食积发烧、食积腹痛、便秘腹泻。

【注意事项】　①小儿手掌心为内八卦,手背为外八卦。在施术中两指对运内、外八卦。②一般顺时运为泻,逆时运为补。③辨证运掐内、外八卦,运掐次数可灵活掌握。

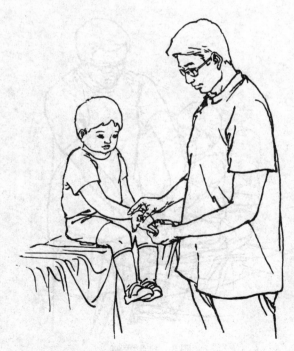

图9　运八卦

10

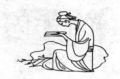

九、赶马上天河

【**手　法**】　术者一手托住小儿手掌,另一只手从小儿掌心向上拍打肘窝处。

【**适应证**】　暑热、经络不通、关节不利。

【**注意事项**】　①此手法可从手掌心推行至肘窝。②小儿退热降火,一般手指蘸冷水拍打,或用口吹气辅助施术。③若小儿体虚,施术次数不可太多,避免泻热太过。

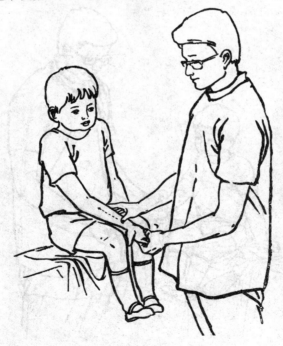

图10　赶马上天河

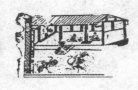

十、单凤摆尾

【**手　法**】　术者一手托住小儿肘部,另一手拿住小儿手中指,左右上下抖摇。

【**适应证**】　急慢惊风、关节不利血虚不宁。

【**注意事项**】　①抖摇时不可向外牵拉。②抖摇时力度以小儿忍受为度。③凡小儿惊风者,可在抖摇中掐小儿指尖。

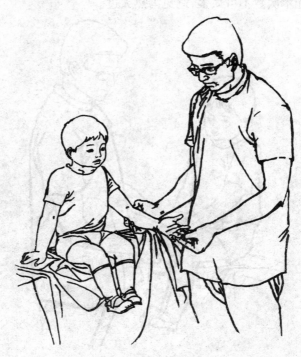

图11　单凤摆尾

十一、点膻中

【手　法】　术者用手指点叩小儿膻中穴。

【适应证】　咳嗽气喘、胸胁损伤。

【注意事项】　①点膻中可按揉膻中穴。②3 岁以下幼儿不宜点膻中。③点膻中力度不宜太大,平卧施术。

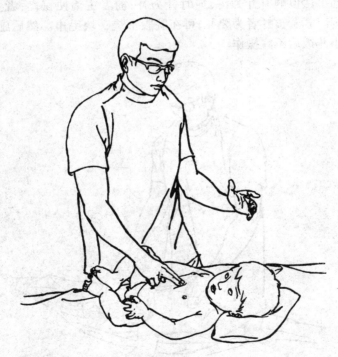

图 12　点膻中

第一章 总 论

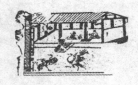

十二、揉脘腹

【手　法】　术者用四指或掌根由轻到重按揉小儿脘腹,旋转揉动或上下、左右揉动。

【适应证】　腹胀腹痛、便秘腹泻、水积虫积、食积发烧等。

【注意事项】　①揉动时由轻到重,以小儿能忍受为度。②揉动手法以顺时针为泻,逆时针为补;前者主治便秘,后者主治腹泻。③若被揉者为婴儿,可在脘腹上垫一块毛巾。然后施术。④小儿饭后不宜操作。

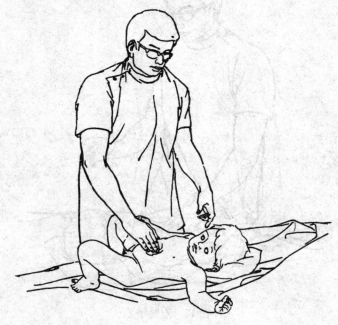

图 13　揉脘腹

十三、掐后跟

【手　法】　术者用两手指对掐小儿足后跟。

【适应证】　惊风、昏迷、脚抽筋、脚扭伤。

【注意事项】　①在掐中加揉捏动作。②除昏迷急救可重掐外，其他辨证配手法，不宜重掐。③扭伤掐时可沿经推行掐捏。

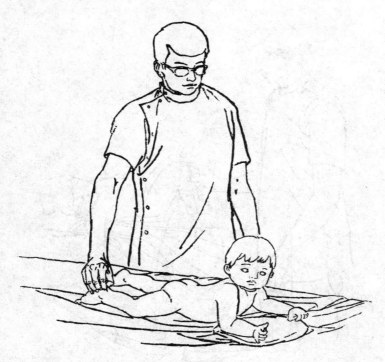

图14　掐后跟

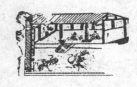
十四、按足三里

【手 法】 术者用手指按压小儿足三里穴。

【适应证】 脾虚胃弱、腹胀腹痛、疳积、吐乳。

【注意事项】 ①点按足三里力度朝上,即斜向上方用力为补,朝足部方向用力为泻。②点按中加揉摸动作。

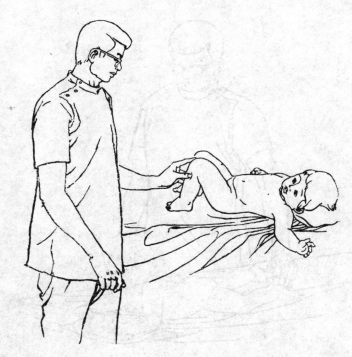

图15 按足三里

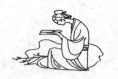

十五、擦涌泉

【手　法】　术者一手托住小儿足背,另一手用鱼际处擦搓涌泉穴。

【适应证】　昏迷厥冷、抽搐惊风、寒证。

【注意事项】　①快速擦搓,以皮肤生热为度。②给3岁以下幼儿擦时,术者先自行擦搓,使手生热后,再摸揉小儿涌泉。③擦搓时,贴紧皮肤,但不可伤皮肤。

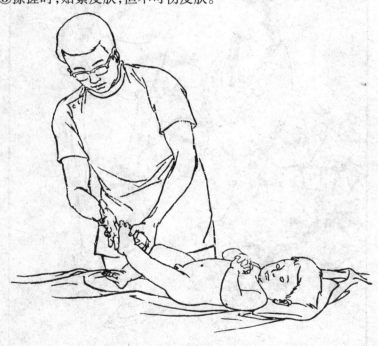

图16　擦涌泉

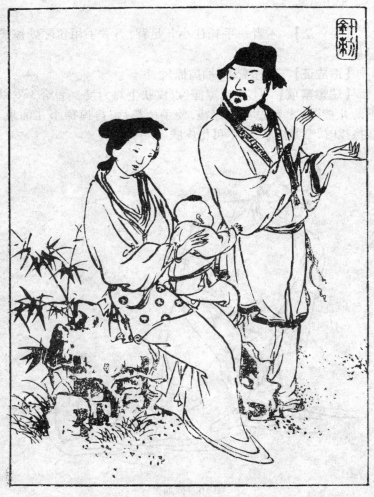

图17 针刺

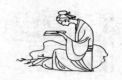

第二节 针 刺

　　小儿针刺在选穴、治疗上与成人大体相同，但是在手法上，补泻关系上有一定区别。一般要求取穴少而精，针刺宜浅而不留针，手法宜轻而不宜重。《灵枢·顺逆肥瘦》说："刺婴儿奈何？……婴儿者，其肉脆，血少气弱，刺此者，以毫针浅刺而疾发针，日再可也。"明确了小儿针刺原则。小儿针刺不像成人那样有气感传导，只能凭施术者心领体会，察言观色，掌握病儿表情变化。家长应密切配合。

　　用三棱针、梅花针施术时，动作应迅速。应浅刺浅叩，严格消毒，防止感染。

一、挑四缝

　　【手　法】　术者一手托小儿手，另一手持三棱针挑四缝穴。

　　【适应证】　虫积、食积等。

　　【注意事项】　①挑刺四缝不宜太深，破皮即可。②挑刺后2小时内不宜沾生水，防止感染。③凡挑刺后挤出白黄液体较多者，一般10天后可再连续挑刺。

二、割鱼际

　　【手　法】　术者一手握住小儿手掌，另一手持刀割鱼际处。

　　【适应证】　疳积。

　　【注意事项】　①割鱼际前应严格消毒，割治后应包扎。②割治不宜太深，避免伤筋。③割治后，一般应忌生冷、腥辣食物，以利伤口愈合。④一般施术为一次，个别较严重者，可施术2次。

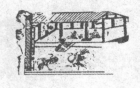

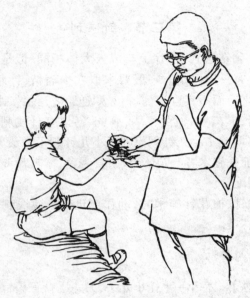

图18 挑四缝

三、刺耳尖

【手　法】　术者一手拿住耳尖,另一手持三棱针点刺小儿耳尖。

【适应证】　急慢惊风、目红肿、呕吐、热厥、耳聋。

【注意事项】　①将小儿耳朵向前折叠,突出点为耳尖针刺部位。②一般耳尖出血1~3滴为宜。③针刺不宜太深,破皮即可。

四、针少商

【手　法】　术者用三棱针或银针点刺小儿少商穴。

【适应证】　热咳、咽喉肿痛、昏迷。

【注意事项】　①点刺后不宜沾生水。②一般刺后可挤压出

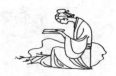

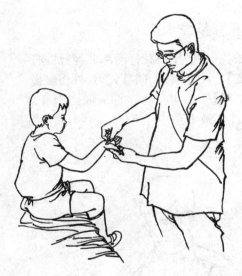

图19　割鱼际

2～3滴血。③凡咳嗽、气喘、喉痛患儿,可隔一天针刺一次。

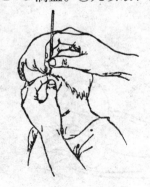

图20　刺耳尖

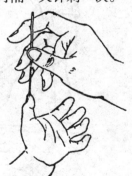

图21　针少商

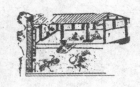

五、梅花针沿经叩打

【手　法】　术者用梅花针沿患儿经脉叩打。

【适应证】　小儿偏瘫、四肢无力、外伤瘀血。

【注意事项】　①梅花针叩打一般循阳经而行,重点穴位多叩两下。②此法施术适应于3岁以上小儿。③梅花针叩打后,不宜沾冷水。

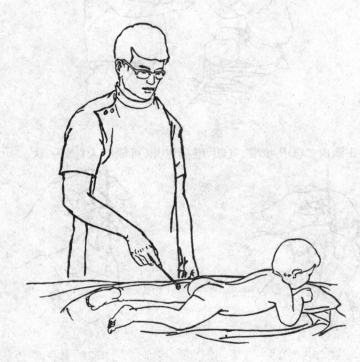

图22　梅花针沿经叩打

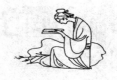

六、梅花针叩肺俞

【手　法】　术者手持梅花针点叩小儿肺俞穴。

【适应证】　肺热咳嗽、哮喘、感冒。

【注意事项】　①一次施术叩打 3～5 下。②叩打时宜轻。
③凡小儿热咳哮喘者,叩打肺俞穴应配合火罐拔吸。

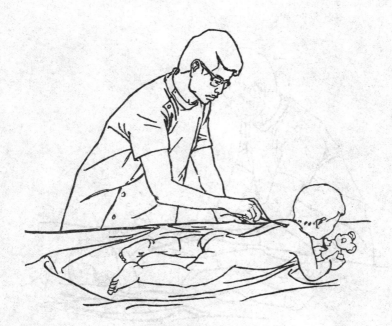

图23　梅花针叩肺俞

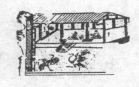
七、梅花针叩膻中

【手　法】　术者持梅花针叩小儿膻中穴。

【适应证】　咳嗽、心烦哭闹、咽喉肿痛。

【注意事项】　①一次叩打3～5下,不宜多叩。②叩打后,加火罐拔吸,出少量血为宜。③重点叩打膻中,也可散叩四周穴位。

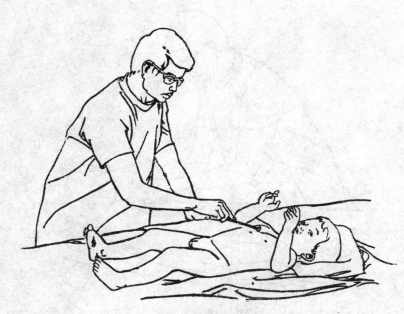

图24　梅花针叩膻中

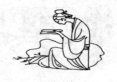

八、三棱针点人中

【手　法】　术者手持三棱针点刺小儿人中穴。

【适应证】　惊风抽搐、癫狂昏死、热厥中暑。

【注意事项】　①点刺后挤压出血。②一般人中穴不可深刺，以破皮出血为宜。③重症患儿，可朝鼻柱底部斜刺。

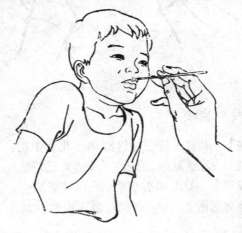

图25　三棱针点人中

九、三棱针点金津玉液

【手　法】　术者用三棱针点刺小儿舌下金津玉液穴。

【适应证】　重舌、声音嘶哑、面舌麻痹。

【注意事项】　①金津玉液为两穴，舌下左右各一穴。②点刺时动作要迅速，但切不可伤舌下根筋。③小儿不配合时，可用木片翻开舌部，然后针刺。④三棱针点刺出血为宜。

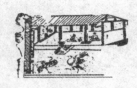

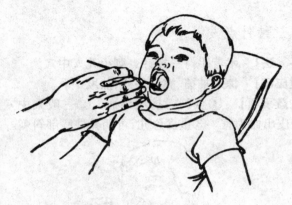

图26 三棱针点金津玉液

十、三棱针点委中

【手　法】　术者手持三棱针点刺小儿委中穴。

【适应证】　暑热发痧、惊厥、下肢痿痹、腹痛。

【注意事项】　①点刺委中后,配合拔罐治疗。②点刺委中时,也可在膝窝部散点。③点刺后,挤压出血为宜。

十一、银针扎足三里

【手　法】　术者手持银针迅速针刺小儿足三里穴。

【适应证】　脾虚胃弱、面黄瘦弱、疳积、食积、腹泻便秘、四肢无力等。

【注意事项】　①给3岁以下小儿扎后不留针,迅速取出。②给3岁以上小儿扎后可留针,一般在1分钟左右。③银针扎时,大腿不宜摆动、屈伸。

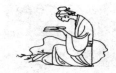

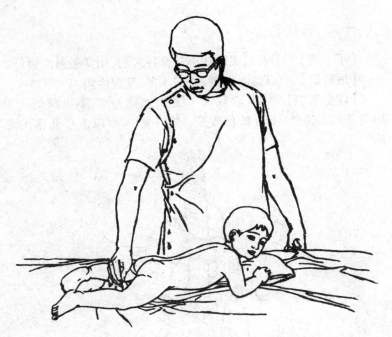

图 27　三棱针点委中

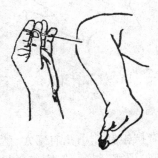

图 28　银针扎足三里

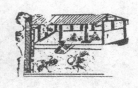
十二、银针扎合谷

【手　法】　术者用银针扎小儿合谷穴后,用艾条温灸银针。

【适应证】　五迟症、偏瘫、脾虚汗多、脘腹疼痛。

【注意事项】　①扎合谷穴,以进针胀痛为度,不可深刺。②用艾条温灸银针,不可烫伤皮肤。③一般3岁以上小儿适用此法。

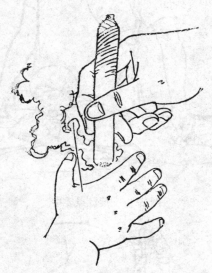

图29　银针扎合谷

十三、银针扎肩髎

【手　法】　术者持银针扎小儿肩髎穴,然后加拔火罐。

【适应证】　肩痛、颈寒、斜颈、偏瘫、肩损伤。

【注意事项】　①银针扎后,以胀痛为宜。②加拔火罐切忌烫伤皮肤,用闪火法拔罐为宜。③一般留针和拔罐3分钟左右。

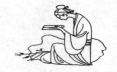

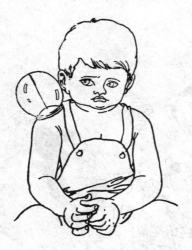

图30 银针扎肩髎

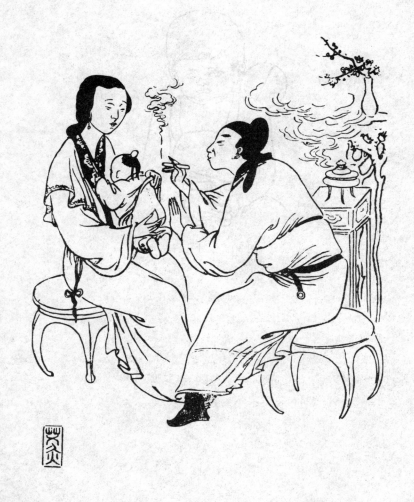

图 31 艾 灸

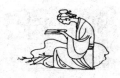

第三节 艾 灸

艾灸是用艾绒为主要材料,加一定药物配方制成的艾炷或艾条,点燃后在体表一定俞穴上熏灼。或借艾火热力,通过经络传导,温通气血,调整机体功能,达到治病、保健的一种外治方法。

《灵枢·官能》说:"针之不为,灸之所宜。"即不能用针刺施术时,便可用艾灸治疗。《医学入门》说:"凡病药之不及,针之不到必须灸之。"它在小儿治疗上弥补了针药治疗的不足。

一般临床上对小儿艾灸时间宜短不宜长,艾火接触皮肤处宜远不宜近。民间医生常用隔姜或其他间隔物温灸,主要是防止皮肤烫伤或祛寒活血,增强温灸治疗作用。

凡小儿热厥、外伤出血等,不宜艾灸疗法。

一、堆 灸

【手 法】 术者将艾绒做成一个小堆,放置在小儿一定穴位、部位上点燃。

【适应证】 小儿伤寒、腹痛、四肢麻痹、顽癣。

【注意事项】 ①在艾绒中可根据病情加一些药物。如伤寒厥冷,加桂枝、姜末等。四肢麻痹,加活血开窍通经药。②点燃后热温缓缓透肌入骨,以小儿能忍受为度。③凡3岁以下患儿,不宜使用此法。

二、隔姜灸

【手 法】 术者先用一片薄姜贴于患儿穴位或某部位,然后用点燃的艾绒在上面点灸。

【适应证】 寒证、脘腹疼痛、手足厥冷。

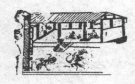
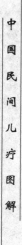
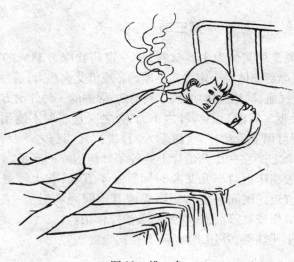

图32　堆　灸

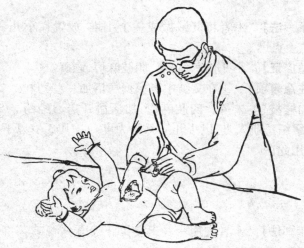

图33　隔姜灸

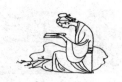

【注意事项】 ①姜片用新鲜的,要切得薄如纸。②艾火灸时,以肤热为度。③给 3 岁以下小儿隔姜灸时,可先用姜汁擦皮肤后,隔毛巾温灸。

三、闪　灸

【手　法】 将艾条点燃,在小儿一定部位、穴位、经络上闪晃移动。

【适应证】 身冷畏寒,多种内科疾病。

【注意事项】 ①艾条闪灸沿经而行,缓缓上下移动。②艾条闪晃移动时,动作要快。③闪灸后,不宜摩擦皮肤。

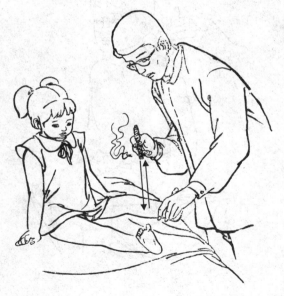

图34　闪　灸

第一章　总　论

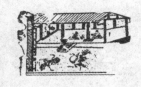
四、贴药灸

【手　法】　术者将一定配方的药物贴在患儿某部位或穴位上,然后温灸贴药处。

【适应证】　五迟症、小儿麻痹、遗尿、腹泻。

【注意事项】　①一般配方多选用活血通络之药。②药物可用新鲜的切片或研细末调敷。③贴药灸以肤热为度,一天1次。

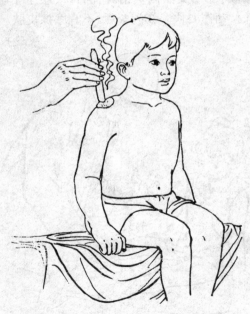

图35　贴药灸

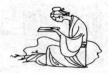
五、沿经灸

【手　法】　术者手持艾条沿小儿经脉循行温灸。

【适应证】　抽搐、四肢无力、痿痹。

【注意事项】　①顺经温灸为补,逆经温灸为泻。②沿经灸,艾条应距皮肤2厘米处循行,以肤热为度。

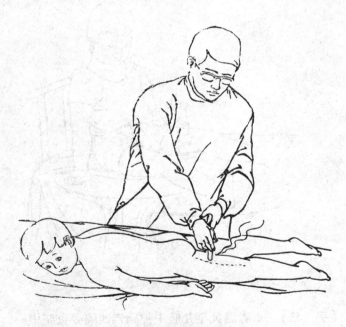

图36　沿经灸

第一章　总论

35

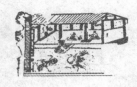

六、灸足三里

【手　法】　术者手持艾条温灸小儿足三里穴或堆灸。

【适应证】　脾虚胃弱、脘腹疼痛、疳积、下肢疾病。

【注意事项】　①灸足三里穴时间不宜太长,热力应缓。②同时配合针刺、推拿,疗效更佳。

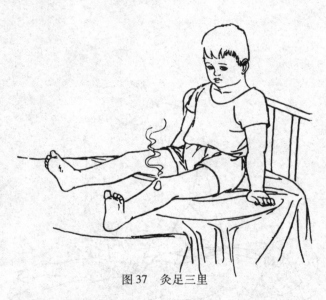

图37　灸足三里

七、灸脐中

【手　法】　术者温灸小儿脐中神阙穴或隔姜灸脐中。

【适应证】　虫积腹痛、寒湿腹泻、脘腹胀满。

【注意事项】　①脐中灸后应贴一小胶布,避免脐中伤风寒。②腹部遇热疼痛不宜灸脐中。③给3岁以下小儿灸脐中时,可隔毛巾温灸。

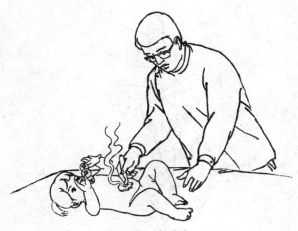

图 38　灸脐中

八、灸合谷

【手　法】　术者用艾条温灸小儿合谷穴。

【适应证】　小儿内科常见病、疑难杂症。

【注意事项】　①温灸合谷穴，一般不超过一分钟，需间隔4～5次。②疑难杂症温灸合谷穴，可直接隔纸或布点灸合谷穴。③一般施术于3岁以上的小儿。

九、灸曲池

【手　法】　术者将一定配方的药物贴于小儿曲池穴，然后用艾条温灸。

【适应证】　惊风夜哭、神志不清、手肘厥冷。

【注意事项】　①凡手肘脱位，药物配方用活血通络为宜。②曲池穴贴药温灸，一般时间为2分钟以上，肤热为度。③灸后可用手指轻微拍打曲池穴，缓解热感。

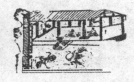

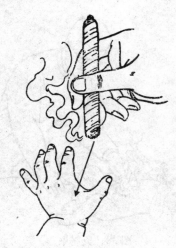

图39　灸合谷

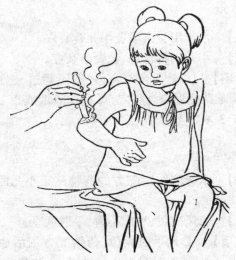

图40　灸曲池

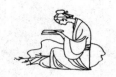
十、灸八髎

【手　法】　术者用艾条温灸小儿髎穴。

【适应证】　腹泻、脱肛、下肢痿痹。

【注意事项】　①在温灸前可点揉各穴。②小儿便血鲜红或损伤破皮不宜温灸此穴。③一般温灸此穴在 2 分钟以上。

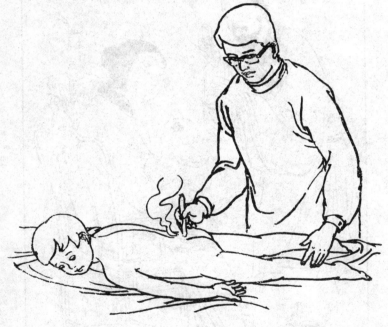

图 41　灸八髎

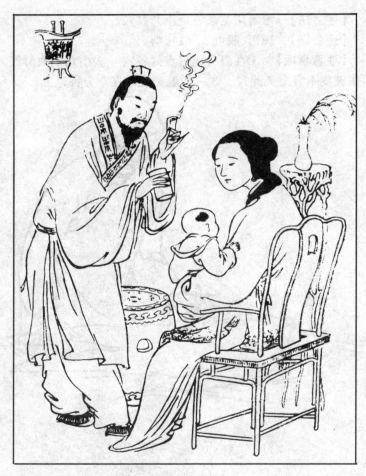

图 42　拔　罐

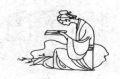

第四节 拔 罐

拔罐民间又称为火罐,因民间治疗施术常采用火投罐内拔吸。小儿拔罐疗法,历代运用均不广泛,其原因是小儿皮肤娇嫩;火罐拔吸易伤皮肤,而临床和一些民间医生的经验中,施行小儿拔罐疗法,对某些小儿疾病治疗效果很好。随着拔罐工具的演变(即由兽角→陶罐→竹罐、铜罐、铁罐→玻璃罐到目前的橡胶罐、穴位吸引器),小儿拔罐疗法将会推广普及。

拔罐的方法多样,主要有以下几种:闪火法、投火法、架火法、滴酒法、贴棉法、水煮法、走罐法、水罐法、排罐法,刺络拔罐法、针罐法、穴位吸引器拔罐法。一般小儿拔罐,宜用闪火法。拔吸时间不宜长。在使用穴位吸引器时,应注意掌握拔吸力度,以肤红为度。

一、气罐吸背心

【手 法】 术者用穴位吸引器拔吸小儿背心处。

【适应证】 热咳、寒咳、气喘、感冒。

【注意事项】 ①气罐拔吸可配合梅花针点叩或外敷药。②气罐拔吸以肤红为度。③给3岁以下小儿拔吸时,拔吸力应适当减小。

二、气罐吸胸心

【手 法】 术者用穴位吸引器拔吸小儿胸心部位。

【适应证】 咳嗽、胸部气满、胃气上逆、胸部损伤。

【注意事项】 ①给3岁以下小儿拔吸时,应掌握拔吸力度,拔吸时间在1分钟左右。②拔吸时用手指将四周气滞推赶至拔吸处。③小儿胸突处,不宜过分拔吸,以防止伤骨。

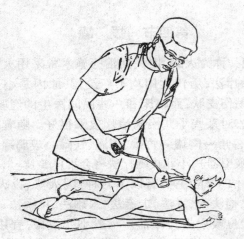

图 43　气罐吸背心

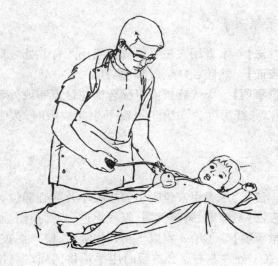

图 44　气罐吸胸心

三、火罐吸肚脐

【手　法】　术者采用闪火法,迅速将火罐拔吸在患儿肚脐上。

【适应证】　寒湿腹痛、腹泻腹胀、遗尿。

【注意事项】　①小儿拔火罐,用闪火法为宜,防止皮肤烫伤。②拔吸后可轻微揉动,拉提火罐,起到促进腹部蠕动的作用。③不应拔吸过久,以 2 分钟左右为宜。

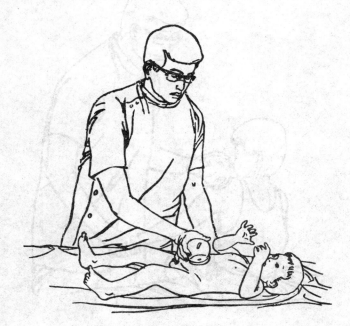

图45　火罐吸肚脐

43

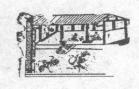

四、火罐吸肩髎

【手　法】　术者用火罐拔吸患儿肩髎穴。

【适应证】　小儿五迟症、外伤瘀血肿痛、偏瘫。

【注意事项】　①凡小儿外伤瘀血肿痛,用梅花针点叩刺血后拔吸。②火罐拔吸时间一般至少2分钟。③拔后皮肤有水泡者,用针挑破。

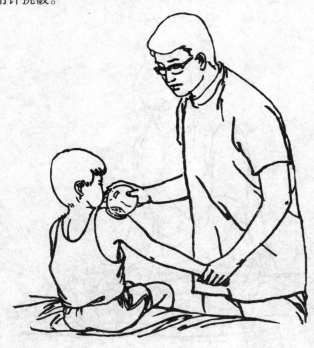

图46　火罐吸肩髎

五、水罐吸中脘

【手　法】　术者将罐内盛水拔吸小儿中脘处。

【适应证】　便结、疼痛、虫积、呕吐、热结脘腹。

【注意事项】　①拔吸时,小儿先取坐姿,拔吸后慢慢平卧。②若小儿皮肤溃烂,禁止拔罐。③一般拔吸 2 分钟左右。

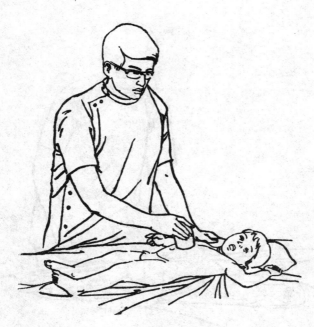

图 47　水罐吸中脘

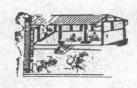
六、药罐吸八髎

【手　法】　术者将一定配方的药液盛入罐内,然后拔吸八髎穴处。

【适应证】　便秘腹泻、下肢痿痹、外伤扭挫。

【注意事项】　①先取坐姿,拔吸后俯卧。②配方可用活血化瘀通络或清热祛湿解毒药物。③皮肤过敏者,不宜拔吸。

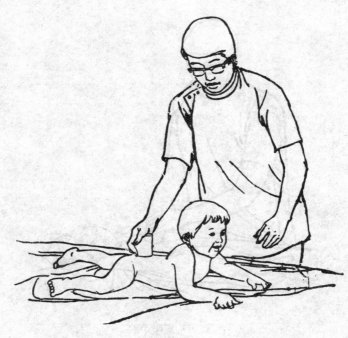

图48　药罐吸八髎

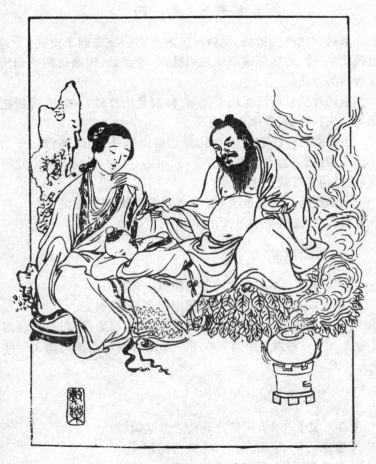

图 49　敷　药

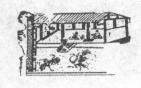
第五节 敷 药

敷药疗法称为敷法,是将一定的药物研细末调于皮肤上,通过药物热、冷、香味等渗透皮肤络脉,传导经脉,沟通脏腑达到治疗疾病的方法。

敷药疗法较广泛运用于民间,特别是治疗跌打损伤、骨折扭伤等骨伤科疾病,效果十分显著。

小儿敷药疗法除治疗小儿骨伤科疾病外,民间还常用于治疗小儿内科疾病,主要施术于手心、足心、背心、胸心、承山穴等处,通过药物外敷直接治病。

小儿敷药的药物配方,应避免对皮肤刺激性强的药物。凡小儿敷药后,皮肤呈水泡者,应停几天再贴敷。

一、面粉敷足心

【手　法】　术者用温热的面粉敷小儿足心。

【适应证】　鼻衄、脚转筋、肾虚尿多、脚皲裂。

【注意事项】　①面粉用温热水调和,不可太烫,以小儿能耐受为度。②一般敷2小时后取下。③面粉内可以适当掺入一些配方药末。

二、泥药敷胸心

【手　法】　术者用黄泥调药末敷贴胸心。

【适应证】　惊厥、高烧、咳嗽、胸部内伤。

【注意事项】　①黄泥调水后敷贴。②药末配方,应辨证选取。③敷贴数小时后,用水洗净。④冬天不宜施术。

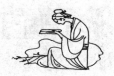

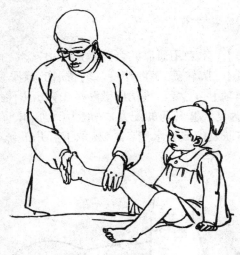

图50　面粉敷足心

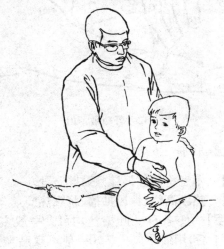

图51　泥药敷胸心

49

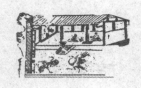

三、膏药敷承山

【手　法】　术者用研制的膏药敷贴承山穴。

【适应证】　脚转筋、下肢痿症、跌打损伤、遗尿。

【注意事项】　①膏药热化后敷贴承山穴,但不宜太烫,以皮肤能够耐受为度。②膏药的配方,一般为活血、舒筋、通络药物。③敷贴后,皮肤发痒或呈水泡者,一般取下后几天自愈。

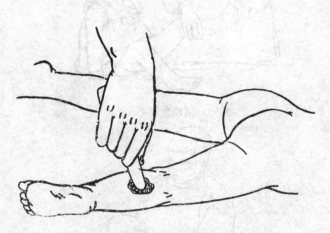

图52　膏药敷承山

四、菜液敷肚脐

【手　法】　术者将蔬菜捣汁敷贴肚脐处。

【适应证】　热厥高烧、惊风抽搐、脘腹热痛。

【注意事项】　①各种菜叶捣汁均可。一般多用清热解毒类。②贴肚脐上后,用纱布包扎。③一般可敷贴半天,菜液干燥后取下重换。

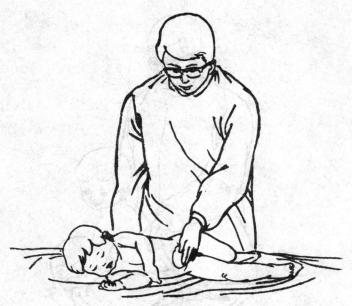

图53　菜液敷肚脐

五、凡士林敷背心

【手　法】　术者将一定配方的药物研细末,调凡士林敷背心处。

【适应证】　咳嗽、哮喘、感冒、发烧、胸背损伤。

【注意事项】　①药物配方:咳嗽者,加止咳定喘药物;发烧者,加清热解毒药物;胸背损伤者,加活血化瘀药物。②敷贴后,皮肤起小泡点或奇痒者,亦属正常现象。③敷贴时间,应根据病情而定。3 岁以下小儿敷 1 天左右,3 岁以上小儿敷 2 天左右。

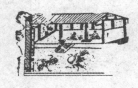

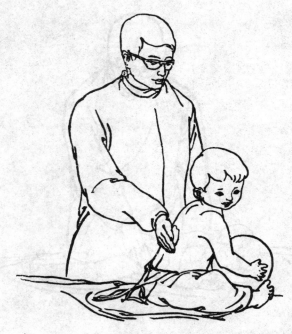

图54 凡士林敷背心

六、热水敷额头

【手　法】 术者用毛巾蘸热水拧干敷贴额头。

【适应证】 感冒头痛、身冷寒战、神昏不醒。

【注意事项】 ①热水毛巾应趁热敷贴额头,但不可太烫。②小儿敷贴后,反而感到不适或哭闹不安时,应当取下。③还可用干毛巾贴于额头,然后术者用手蘸热水淋于毛巾上,让热水浸湿毛巾传热感。

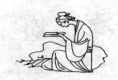

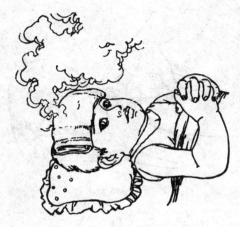

图 55　热水敷额头

七、冷水敷大椎

【手　法】　术者用毛巾蘸冷水敷贴患儿大椎穴。

【适应证】　鼻衄、中暑发烧、感冒。

【注意事项】　①术者可用手蘸冷水拍打患儿大椎穴。②冷水毛巾敷几分钟后，可更换再敷。③凡大椎处皮肤溃烂、外伤者，禁用此法。

八、醋敷损伤处

【手　法】　术者用食醋敷于损伤处。

【适应证】　跌打损伤、肌肉肿痛、烫伤。

【注意事项】　①一般用毛巾蘸热醋敷贴患处，一日2次。②外伤破皮者，不宜用醋敷贴，避免皮肤留下痕迹。③凡烫伤者，用醋直接浸泡患处。

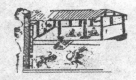

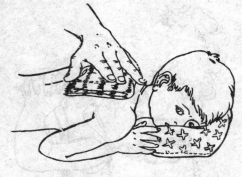

图 56　冷水敷大椎

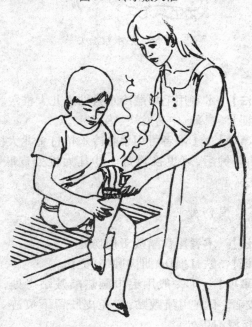

图 57　醋敷损伤处

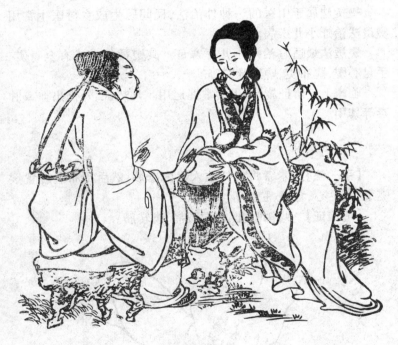

图 58 熨 烫

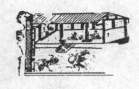
第六节 熨 烫

熨烫,即用一定的物体,如蛋、盐、药物等加热后,熨烫一定穴位、部位。通过热感将药物传导入里或宣开皮肤腠理,散寒祛风达到治病的目的。

熨烫法属于中医的一种外治法,民间医生或乡村医生常用熨烫法治疗小儿疾病。

熨烫法最适宜治疗小儿虚寒证。其熨烫的方式有全身熨、手足心熨,隔布熨、顺经脉熨等。

临床上应辨证施治,灵活掌握运用。凡热证、外伤出血或肿毒等禁用。

一、盐 熨

【手 法】 术者将食盐放入锅内爆炒,然后用布袋装置滚熨手心、足心、背心、脘腹等。

【适应证】 腹泻呕吐、寒湿腹痛、脚转筋。

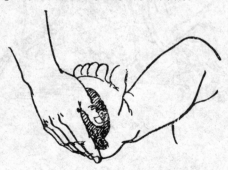

图59 盐 熨

【注意事项】 ①给2岁以下幼儿盐熨时,不宜将盐炒得太烫。②冬天施术时盐熨冷后,可重新放入锅内炒热温熨。③一般根据患儿病情,一次施术 10 分钟以上。

二、蛋　熨

【手　法】　术者将一个鸡蛋或鸭蛋用水煮熟后,取蛋温熨一定部位。

【适应证】　寒湿腹痛、四肢厥冷、伤风感冒、腹泻虚脱。

【注意事项】　①鸡蛋熨烫时,动作要迅速。不要停留在一处,以免烫伤皮肤。②凡破壳蛋,不宜做滚熨,③滚熨后的蛋,不宜食用。

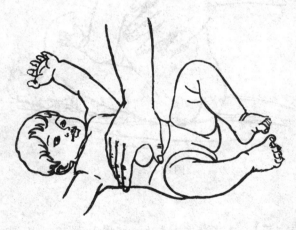

图 60　蛋　熨

三、葱　熨

【手　法】　术者先将盐炒爆后,再放入大葱丝炒 2 分钟,一齐装袋热熨。

【适应证】 风寒感冒、背心凉、偏瘫、痰多气喘。

【注意事项】 ①葱丝入锅后,不宜炒得太久,以防葱香散失。②也可用沙代替盐作温热填料。③一天可熨烫 2 次,每次 30 分钟。

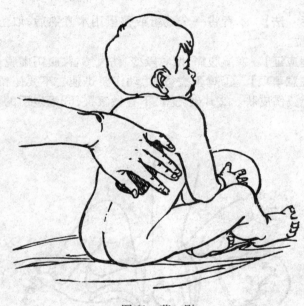

图61 葱 熨

四、醋 熨

【手 法】 术者将食盐炒后,另将香附 30 克研细末加入,然后洒陈醋炒匀,装入布袋熨烫一定部位。

【适应证】 四肢厥冷、寒湿气痛,脘腹胀满、瘀血肿块、发烧惊风。

【注意事项】 ①香附末和陈醋加入时,只炒半分钟即起锅,不宜久炒。②惊风发烧患儿或手足厥冷患儿,熨烫四肢得温发

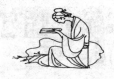

汗为止。③凡瘀血肿块熨烫时,应缓慢而行。

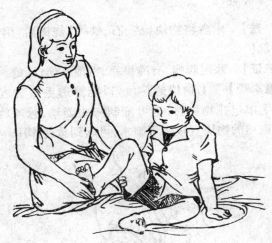

图62 醋 熨

五、草药熨

【手 法】 术者将一定配方的草药在锅内干炒热后捆成一小把熨烫一定部位。

【适应证】 风湿痹症、关节疼痛、皮肤痒痛。

【注意事项】 ①草药配方多为舒筋活血、祛风解毒等药物。②草药也可用水煎热后,捞起将水挤干熨烫。③凡皮肤外伤出血者,不宜用此法。

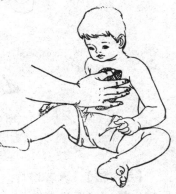

图63 草药熨

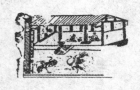
中国民间儿疗图解

六、物块熨

【手　法】　术者将物块（砖、石、铁等）烧烫后，用毛巾包上熨烫一定部位。

【适应证】　寒湿腹痛、身冷畏寒、雪地冻伤、冻疮。

【注意事项】　①物块的热度，以能穿透毛巾为度，不可太烫。②在毛巾包扎物块时，也可配制一些姜丝、葱丝放入其中。③如果将烫热的物块直接用于施术，可起到救逆作用。

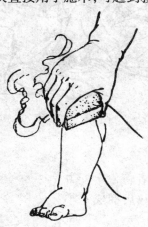

图64　物块熨

七、指　熨

【手　法】　术者将自己的手指端在火上烤热（或用手相互摩擦生热），然后施术患儿一定部位、穴位。

【适应证】　体虚畏寒、手足厥冷、筋寒抽搐。

【注意事项】　①此法适用于冬天对小儿施术。②一般适用于2岁以下小儿。

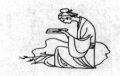

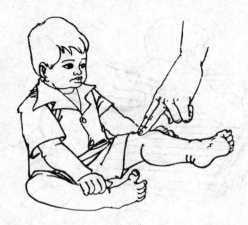

图65 指 熨

八、中药熨

【手　法】 术者选用一定配方的中药,在锅内炒热后用布包扎熨烫。

【适应证】 风湿性关节痛、扭伤、背寒身冷。

【注意事项】 ①一般在中药配方中,除活血通络药外,应适当加一些芳香药物。②熨烫时,顺经推行或左右揉滚推行。③如中药炒后太烫,可点拍熨烫。

九、热水熨

【手　法】 术者用热水袋装热水后熨烫患儿一定部位。

【适应证】 冻疮、寒湿腹痛。

【注意事项】 ①热水袋应选用毛巾或绒布做一个外套包上。②熨烫时,应缓缓移动热水袋。③给2岁以下小儿熨烫时,水不宜太烫。

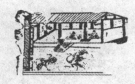

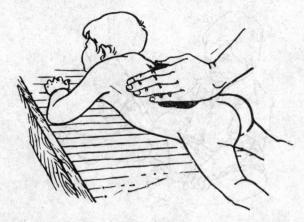

图66 中药熨

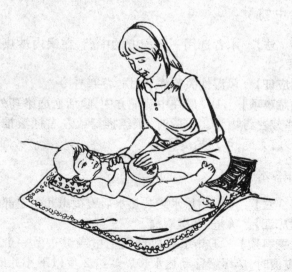

图67 热水熨

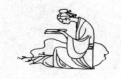

十、艾　熨

【**手　法**】　术者将艾绒炒热,熨烫患儿一定部位。

【**适应证**】　脘腹冷痛、寒证、身冷畏寒、四肢麻木。

【**注意事项**】　①艾绒熨烫后,将艾绒贴于疼痛处。②艾绒入锅炒时,不宜将火加猛,应缓缓加火生热。③给 2 岁以下小儿艾熨,可用纱布包扎艾绒后,再行熨烫。

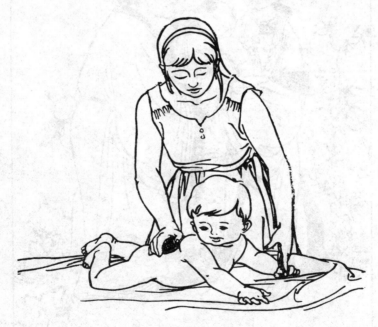

图 68　艾　熨

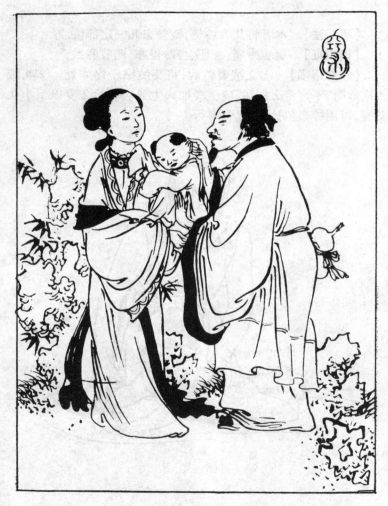

图69 窍术

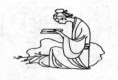

第七节 窍 术

窍术,是直接施术于窍部、窍穴的一种治疗方法。根据各窍与脏腑的内在联系和各窍的生理功能,其施术方法和用药各有不同。

中医认为,人体各窍与内脏有紧密联系。即:肝开窍于目,肺开窍于鼻,肾开窍于耳、二阴,脾开窍于口,心开窍于舌。窍为人体内脏之门户。人体窍部、窍穴健康,可以抵 抗外邪,防止疾病传入。可通过窍部的表现,洞察内脏疾病,而在各窍部、窍穴施术,又可以治疗内脏疾病。

窍术的特点是有开窍醒神救逆的功能。适应于危症急救。

一、点 眼

【手 法】 术者将雄黄、冰片、朱砂、麝香各 1.5 克,焰硝 3 克,共研细末。每次点少许在小儿两眼角里。

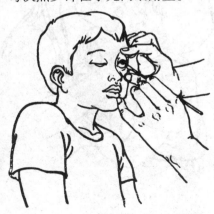

图 70 点 眼

第一章 总论

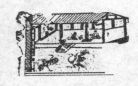
【适应证】　时疫瘟毒、痧证、中暑、食物中毒、急救。

【注意事项】　①此法有保健防病的作用。②点入小儿眼角后,闭上双眼片刻,不宜揉动。③保健防病每周点一次,治疗时可隔天一次。

二、吹　眼

【手　法】　术者用手翻动眼皮,然后口吹小儿眼角、眼皮。

【适应证】　杂物、泥沙入眼。

【注意事项】　①吹泥沙、杂物时,应先看准后吹眼。②不能吹掉的,用毛巾角抹掉。③吹后眼部干涩,可点些眼药水。

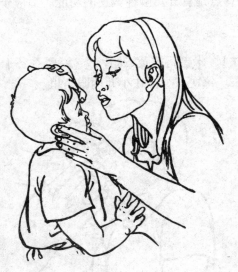

图71　吹　眼

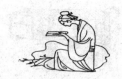

三、取　嚏

【手　法】　术者选用芳香的药末入小儿鼻腔内引起喷嚏。

【适应证】　急慢惊风、时疫赤眼、风热头痛。

【注意事项】　①凡小儿有鼻衄者，禁用此法。②一次取嚏药末量不宜多。③可用吹、点、射等方法送药取嚏。

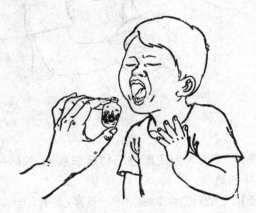

图72　取　嚏

四、吹　鼻

【手　法】　术者将皂角6克，冰片1克研细末，每次取少许放入小儿鼻孔中，稍停即打喷嚏。

【适应证】　感冒鼻塞、牙关紧闭、瘟疫。

【注意事项】　①一次取量极少，用麦管将药末探入鼻内。②临床上可取单鼻孔或双鼻孔两种方法施术。③一般施术隔天一次。

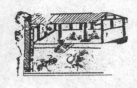
中国民间儿疗图解

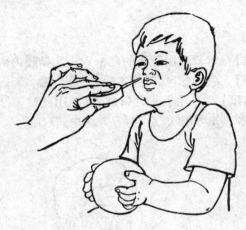

图73 吹 鼻

五、鼻 嗅

【手 法】 术者将一定配方药物研细末后,装瓶冲热水,小儿鼻嗅药香味和热气。

【适应证】 感冒流涕、睡眠不安、鼻塞、鼻孔干燥。

【注意事项】 ①此法有病治病,无病早防。可通窍理肺,达到保健作用。②一般药物配方由石菖蒲、艾叶、大蒜头等组成。③热气不够时,可重新加热水或药物。一天可嗅2次。

六、塞 鼻

【手 法】 术者将一定配方的药末锭塞入小儿鼻内。

【适应证】 鼻衄、感冒、瘟疫。

【注意事项】 ①药物配方应根据辨证而论,如鼻衄者,选用止血药;感冒者,选用清热宣肺药;瘟疫者,选用避疫防病药。②药末用纱布卷成条状或药棉塞入患儿鼻孔内。③一般塞药时间

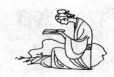

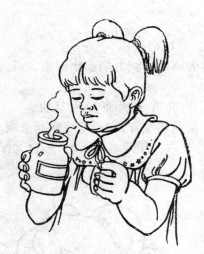

图74 鼻 嗅

在一小时以上。

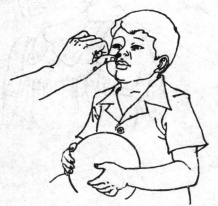

图75 塞 鼻

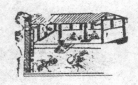

七、塞　耳

【手　法】　术者将一定配方的药物研细末后,包裹塞入小儿耳中。

【适应证】　耳聋、耳鸣、偏头痛、各种耳病。

【注意事项】　①药物配方,应根据疾病而选取。②药末用薄棉包扎,塞入患儿耳内。③药末塞入时,不宜太深,宜在小儿耳门处。

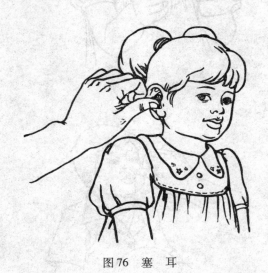

图76　塞　耳

八、吹　耳

【手　法】　术者将药物研成细粉,用细麦管或胶管等吹气送入小儿耳内。

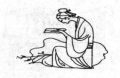

【适应证】 耳痛、耳流黄水、耳鸣。

【注意事项】 ①一次吹入极少许药粉。②耳内流黄水时，先用药棉蘸干，然后吹药末入耳。③一般施术 3 天一次。

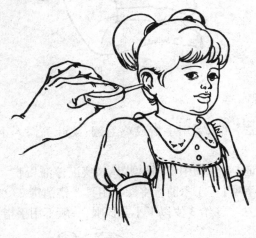

图77 吹 耳

九、塞 肛

【手 法】 术者将药物塞入小儿肛门。

【适应证】 便秘、痔疮、虫积、久泻、脱肛。

【注意事项】 ①药物直接塞入小儿肛门，或将其研细末调润滑油塞入。②治便秘时，药物塞入后，应轻缓上下移动。③治小儿虫积或脱肛时，药物塞入后，药物应停留在肛中数小时。

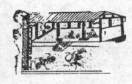

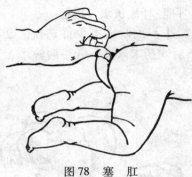

图78 塞 肛

十、探 喉

【手 法】 术者用手指或鸡毛翎、菜叶等探入小儿喉腔内催吐。

【适应证】 食物中毒、异物阻喉、痰涎停滞胃脘。

【注意事项】 ①术前应将探喉用具严格消毒。②喉部流血、呕吐禁用此法。③给3岁以下小儿探喉,一般不用手指探喉。

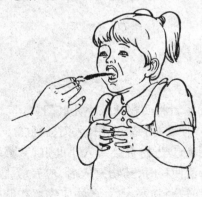

图79 探 喉

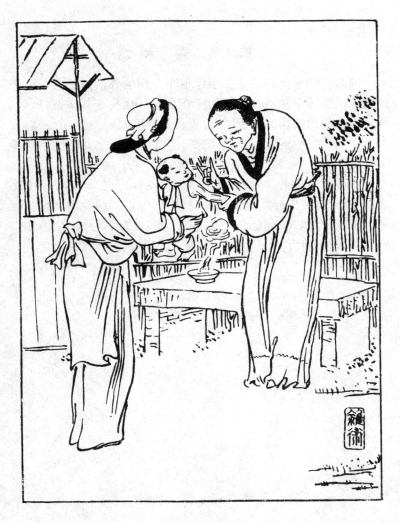

图80 杂术

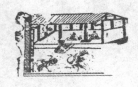

第八节 杂 术

　　散载流传于民间的各种治疗小儿疾病的外治法颇多。由于这些外治法施术独特，而有些施术手法一般人不易掌握，所以，很多小儿外治法均流传于民间，未得到整理发展。

　　杂术，主要是将那些不易归类，但临床上行之有效的治疗施术搜集归纳。

　　各种独特的外治法，其治病之理，各有其说，有的可用中医理论解释，有的按经络气血解释，有的至今也无明确的解释。但是，在治疗方面，却有立竿见影之功。我们将这些外治法搜集整理如下，以供研究。

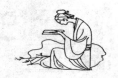

一、刮　痧

【手　法】　术者用铜钱或瓷汤匙等作工具,蘸油刮小儿背部、手肘窝、两膝窝、颈侧等处。

【适应证】　中暑、头晕心悸、呕吐、昏迷。

【注意事项】　①凡3岁以下小儿,不宜施用此法。②刮痧时,顺着一个方向刮,用力均匀。③小儿刮后,以皮肤红紫瘀斑为度。

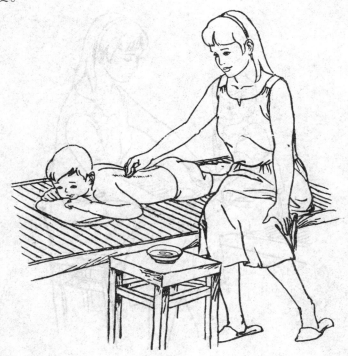

图81　刮　痧

第一章　总论

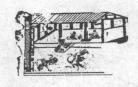
二、揪 痧

【手 法】 术者手食指、中指屈曲,指背蘸水在小儿颈部、肘窝等处用力揪扯。

【适应证】 痧证、惊风抽搐、昏迷、寒湿呕吐。

【注意事项】 ①凡小儿施术部位有外伤出血、疮疡等不宜施术。②揪痧时,动作要迅速,以肤红瘀斑为度。③凡小儿病重者,用针点刺瘀血斑点。

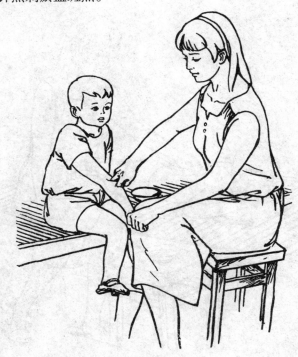

图82 揪 痧

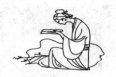

三、隔布刮痧

【手　法】　术者用手绢或毛巾贴在小儿应刮部位,然后在上面刮动。

【适应证】　高烧、急慢惊风。

【注意事项】　①此法适应于3岁以下小儿。②刮后,以小儿皮肤出现暗紫色为度。③刮时,用力不宜太大。

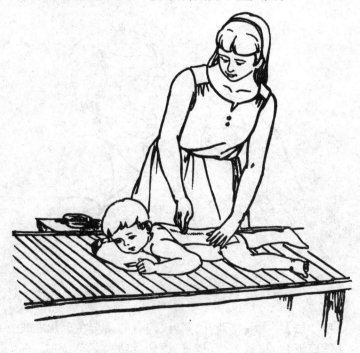

图83　隔布刮痧

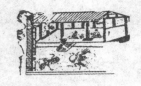
四、气　雾

【手　法】　术者将一定配方的药物煎后,将药水灌入喷雾器中,直接喷在小儿居住室内或小儿口内。

【适应证】　流行性感冒、哮喘、瘟疫。

【注意事项】　①一般配方多选用板蓝根、醋、大青叶。②室内喷雾后,应关闭门窗。③直接喷雾小儿口鼻时,不宜太急,防止呛咳。

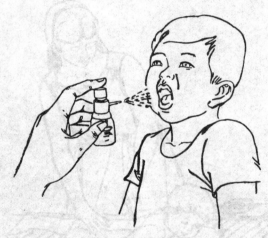

图84　气　雾

五、涂　点

【手　法】　术者将药汁、菜叶、药膏等涂点在小儿皮肤上。

【适应证】　皮肤湿热、疮毒、烫伤、红肿。

【注意事项】　①根据各种症状选用药物配方。②涂点后,不加任何包扎。③涂点药物,应取其药汁。

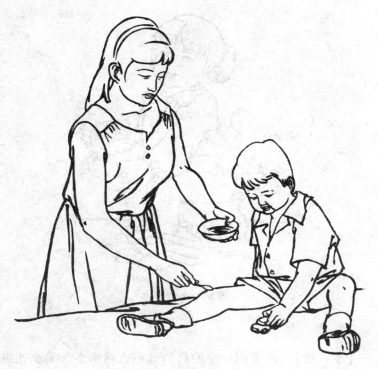

图85 涂 点

六、坐 药

【手 法】 术者将一定配方的药物煎水后放入盆中小儿坐盆热浴。

【适应证】 疝气、阴部痒痛、脱肛、大小便不通。

【注意事项】 ①一般坐药时间为30分钟。②根据症状,选用适当药物。③防止药水烫伤。④2岁以下小儿,不宜坐药。

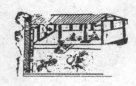
中国民间儿疗图解

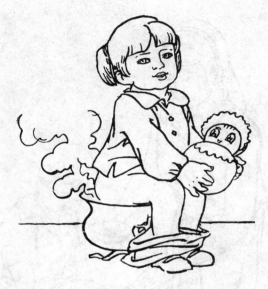

图86　坐　药

七、熏　雾

【手　法】　术者用一定的药物烟熏或热水雾气熏小儿患部,熏雾时可用薄膜外套笼住气雾。

【适应证】　荨麻疹、疥疮、风湿肢痛。

【注意事项】　①小儿施术时,应注意安全,防止昏厥。②冬天熏雾应将门窗关严,防止伤寒。③局部熏雾时,可将药物烟熏放于应施术部位下方。④药物配方多为活血通络、祛湿及解表发汗药。

八、药　洗

【手　法】　术者将一定配方的药物水煎后,用药水洗小儿

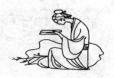

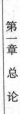

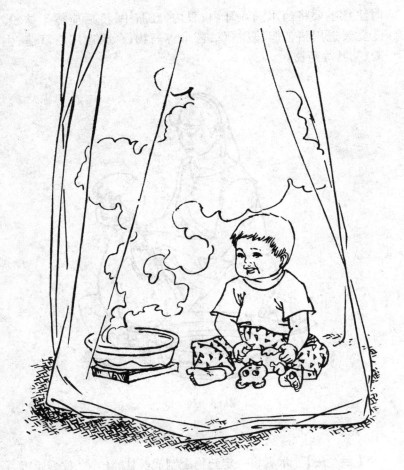

图87　熏雾

患部。

　　【适应证】　湿疹、皮肤痒痛、风湿、皮肤干裂。

　　【注意事项】　①冬天给小儿洗时,应注意室内温度。②洗

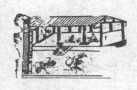
时注意不要将药水滴入耳内、眼内、肚脐中,洗后应擦干抹粉。③夏天选用猪苦胆、夏枯草、苦瓜等药物;冬天选用石菖蒲、生姜、艾叶等药物。

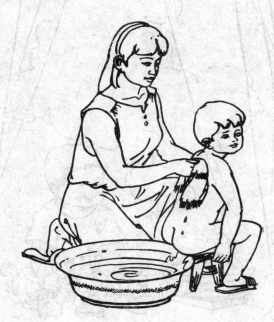

图88 药 洗

九、药 枕

【手　法】　术者将一定药物配制成药枕,让小儿枕着睡眠。

【适应证】　颈寒、失眠、头昏痛、夜哭不安。

【注意事项】　①一般药物有艾叶、石菖蒲、菊花、桑枝等。②将药物晒干后,加香料入枕。③药枕不宜太高,小儿药枕长30厘米,高10~20厘米。

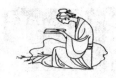

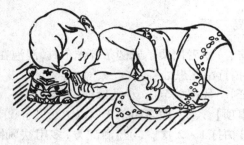

图89 药 枕

十、香 佩

【**手　法**】　术者选用一定配方的药物装入布袋内,挂于小儿颈上。

【**适应证**】　瘟疫、流行感冒、汗臭、皮肤湿疹。

【**注意事项**】　①佩香袋一定要小巧、好看、耐用。②药物配方一般选用石菖蒲、艾叶、葱头、冰片、樟脑等。③佩的香袋不能沾水。

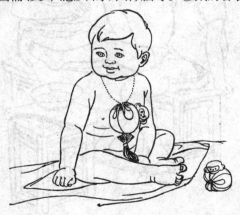

图90 香 佩

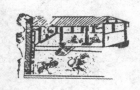
十一、药 鞭

【手 法】 术者用桑条或柳条等作工具,浸泡在药酒内,然后抽出轻轻拍打小儿患处。

【适应证】 风湿关节痛、小儿麻痹、瘫痪。

【注意事项】 ①一般多用于 3 岁以上小儿。②凡小儿严重瘫痪,可每日拍打 1～2 次。③药酒配方,多用祛风镇痛活血通络药物。

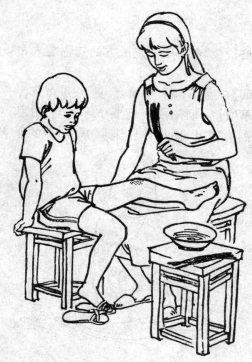

图91 药 鞭

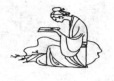

十二、吸　呃

【手　法】　术者用口对着小儿一定部位吸呃。

【适应证】　大小便不通、惊风发烧、腹痛腹胀。

【注意事项】　①施术时先用温水或白酒少许漱口。②一般施术于小儿心窝、脘腹、背心、手足心等处。③以小儿肤红为度，吸力不可太大，一般为缓慢吸呃。

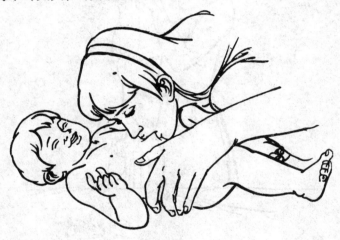

图92　吸呃

十三、倒　立

【手　法】　术者手拿住患儿下肢足踝部抖动或另一手轻微拍打小儿背部。

【适应证】　喉管异物堵塞、食物中毒、虚脱。

【注意事项】　①倒立不宜太久，动作要迅速，然后俯卧。②发现小孩被异物卡喉，可先推行任脉。③食物中毒用手或鸡毛

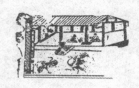
探喉,然后倾斜倒立催吐。④采用倒立法异物未出者,应送医院抢救。

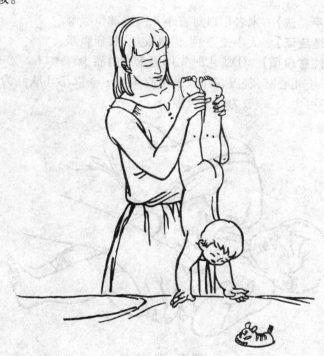

图93 倒 立

十四、酒　火

【手　法】　术者将白酒用火点燃,迅速用手指蘸上擦揉小儿患处。

【适应证】　损伤肿痛、小儿麻痹、筋寒酸痛。

【注意事项】　①白酒不宜烧得太烫,防止烫伤小儿皮肤。②将一张白纸浸水后,贴于患处,在纸上用药棉蘸白酒点燃,稍候吹灭,使热力透肌。③酒火擦热皮肤为宜,不宜多擦。

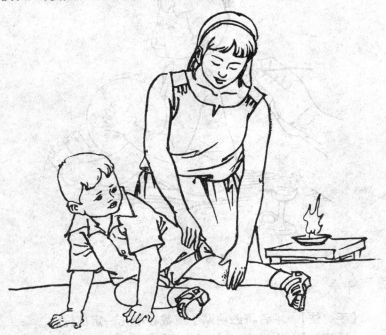

图94 酒 火

十五、灯 火

【手 法】 术者用灯心草蘸植物油点燃在小儿患部穴位或一定部位上点灼烧爆,动作应迅速。

【适应证】 新生儿破伤风、癫痫、感冒头痛。

【注意事项】 ①当点灼皮肤时暴发啪的声响时,应立即提起。②小儿面部,应忌用灯火。③小儿皮肤细嫩,用灯火后可选用油膏擦抹。

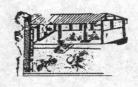

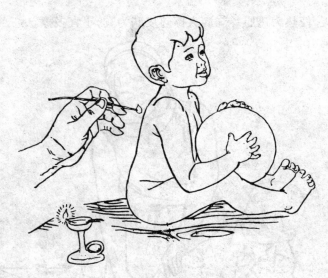

图95 灯火

十六、磁 疗

【手 法】 术者将磁块贴于或戴在小儿一定部位。

【适应证】 五迟症、身软无力、偏瘫、头热足冷。

【注意事项】 ①磁块多戴于手腕部、颈部、腰部、头部。②小儿睡眠时,应注意磁块不要顶伤皮肤。③将磁块装入各种玩具中,供小儿玩耍。

十七、拔 毛

【手 法】 术者用手指或镊子拔扯小儿窍穴上的汗毛。

【适应证】 痧证抽搐、昏迷不醒、急慢惊风。

【注意事项】 ①一次不宜拔得太多。②拔时应迅速准确。③辨证施术,对症拔毛。

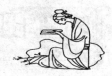

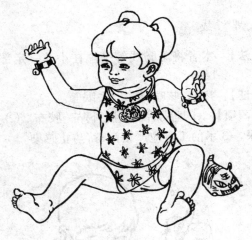

图96 磁疗

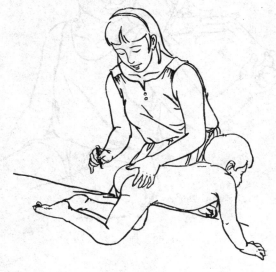

图97 拔毛

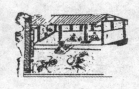

十八、埋　线

【手　法】　术者将羊肠线等平埋在小儿一定部位、穴位的皮肤中。

【适应证】　痉挛、咳喘、偏瘫、失眠等。

【注意事项】　①埋线后在皮肤外贴一胶布。②埋时切口不宜太长太深。③术前工具应严格消毒,防止感染。

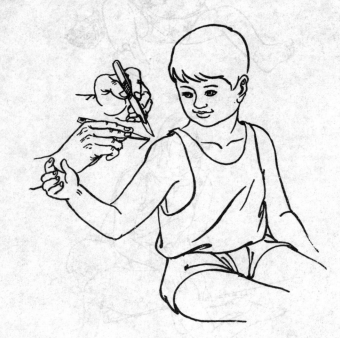

图98　埋　线

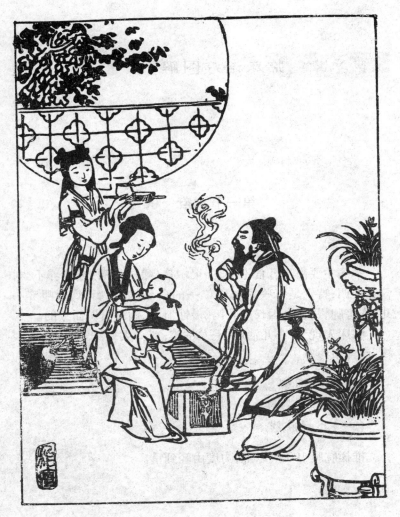

图 99 拔 罐

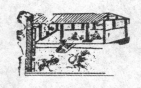

第二章 临床治疗图解

第一节 疳 积

一、概 述

本病主要由于乳食不节,停聚中焦,酿成积滞;或喂养不当,营养失调;特别是有些家庭用单一的食品,如牛奶、鸡蛋喂养小儿,伤害脾胃;也有因长期吐泻、慢性泄泻、病后失调而致的。

临床表现为,小儿消瘦、毛发枯焦;或头大颈细、腹大青筋表露、面黄肌瘦等。

二、治疗图解

(一)推揉脘腹

推揉脘腹 100 次以上,力度由轻到重。

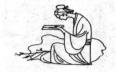

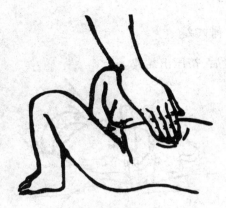

图 100　推揉脘腹

(二)拿捏背脊

拿捏背脊,每次 5~10 遍。

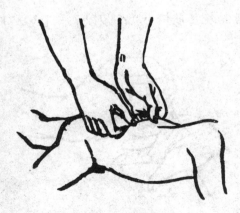

图 101　拿捏背脊

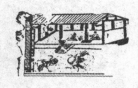

（三）针刺四缝

针刺四缝后，挤压出黏液。

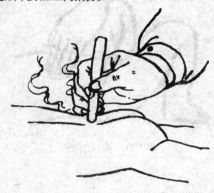

图102　针刺四缝

（四）灸八髎

3岁以内小儿，以肤热为度；3岁以上小儿灸2分钟。

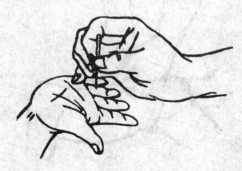

图103　灸八髎

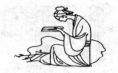
（五）葱 熨

葱熨 10 分钟以上，先快熨，后慢熨。

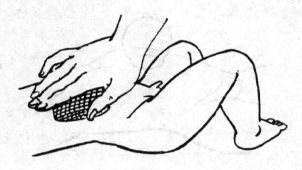

图 104　葱　熨

（六）敷肚脐

敷肚脐后，包扎 2 天以上。

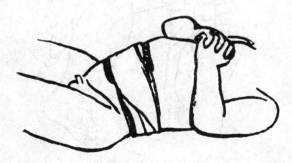

图 105　敷肚脐

第二章　临床治疗图解

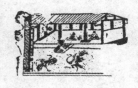
（七）火罐吸中脘

火罐吸中脘 3 分钟。

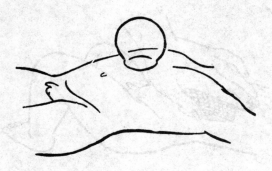

图 106　火罐吸中脘

（八）针刺足三里

针刺足三里，快速进针，留针 1 分钟以上。

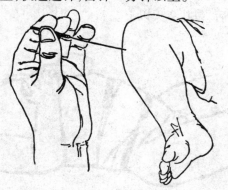

图 107　针刺足三里

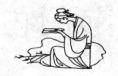

第二节 感 冒

一、概 述

由于小儿肌肤疏薄,卫外不固,加之小儿寒暖不知自调,易于感受外邪,引起感冒。另外环境恶劣,气候变化,各种病邪乘虚侵袭,亦可导致感冒。

临床表现为恶寒、发热、头痛、鼻塞、流涕、打喷嚏、咳嗽等。

二、治疗图解

(一)分推前额

每回分推 50 次以上。

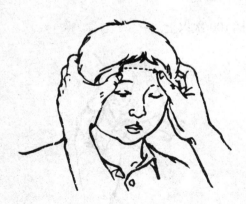

图 108 分推前额

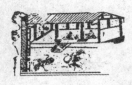
（二）拔罐吸大椎

拔罐吸大椎5分钟以上。

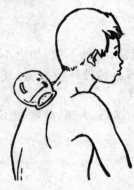

图 109　拔罐吸大椎

（三）推手三关

每回推揉100次以上。

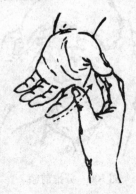

图 110　推手三关

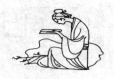

（四）灸肚脐

灸肚脐 3 分钟以上。

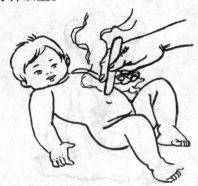

图 111　灸肚脐

（五）取　嚏

每次点药少许，或用羽毛摇动取嚏。

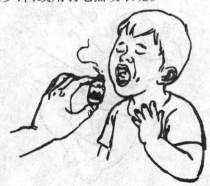

图 112　取　嚏

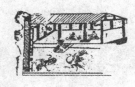
（六）香 佩

香佩常用配方：藿香、佩兰、薄荷、艾叶、石菖蒲等。

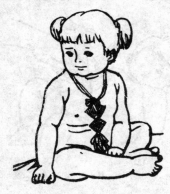

图113 香 佩

（七）蛋 熨

每次熨15分钟以上。

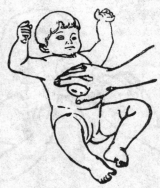

图114 蛋 熨

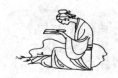

（八）鼻　嗅

每次鼻嗅5分钟。

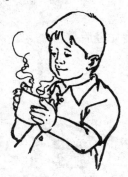

图115　鼻　嗅

第三节　惊　风

一、概　述

惊风是小儿时期常见的一种以抽搐伴神昏为特征的症候。一般以1～5岁小儿多见，年龄越小，发病率越高。本证病势凶险，变化迅速，常威胁小儿生命。

小儿惊风在临床上分为急惊风和慢惊风两种。急惊风主要是外感六淫以及各种时疫侵袭所致，也有乳食内伤及惊恐所致者。症见壮热不退、神志不清、两目上视，或直视似怒。口唇颤动、牙关紧闭、颈项强直、角弓反张、四肢抽搐、发病较急等。慢惊风主要因脾胃虚弱，或脾肾阳虚，或小儿气阴两虚所致。证见精神倦怠、疲乏无力、睡卧露睛、常出虚汗、不思乳食、抽搐无力等。

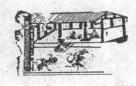

二、治疗图解

(一) 掐后腿

掐后跟 30 次,力度先轻后重。

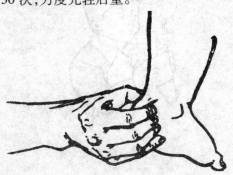

图 116　掐后跟

(二) 揉手八卦

揉手八卦 30 次,力度平缓。

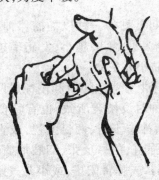

图 117　揉手八卦

（三）针少商、少泽出血

针后以挤压出血 3 滴为宜。

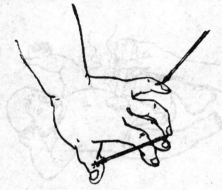

图 118　针少商、少泽出血

（四）三棱针刺人中

针后以挤压出血 2 滴为宜。

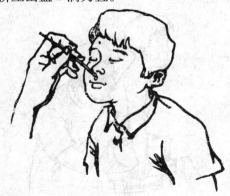

图 119　三棱针刺人中

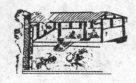
（五）隔姜灸脐中

一般灸 5 分钟以上。

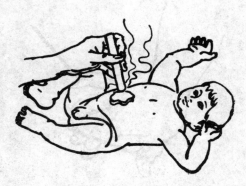

图 120　隔姜灸脐中

（六）嘴吸背心

一般吸 20 次以上。

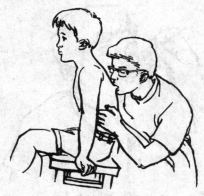

图 121　嘴吸背心

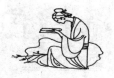

（七）蛋熨额头

熨 10 分钟以上为宜。

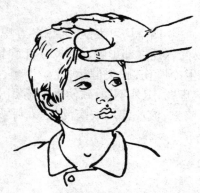

图 122　蛋熨额头

（八）拔背部汗毛

拔 2～3 根汗毛。

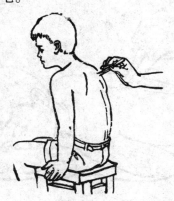

图 123　拔背部汗毛

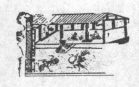

第四节 咳 喘

一、概 述

咳嗽或哮喘，一年四季均可发病，尤以冬春季为多。主要因小儿肌肤疏薄，易受六淫之邪影响；另外，小儿脾胃不足，运化力不强，易被乳食、生冷所伤，脾失健运，浊痰上壅，贮之于肺而发生该病；另有素体虚弱，卫外不固，致使重复感冒，屡见咳喘。

临床表现为咳嗽，流鼻涕。或痰涎上壅，呼吸困难，张口抬肩等。

二、治疗图解

（一）点按背心

点按 50 次以上，力度轻重兼用。

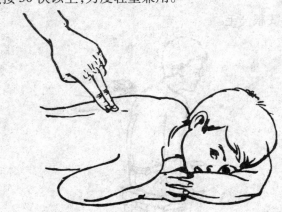

图 124 点按背心

（二）揉脘腹

每回 100 次以上，力度轻缓。

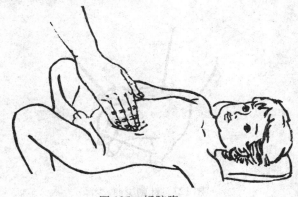

图 125　揉脘腹

（三）气罐拔吸胸部

每次拔吸 2 分钟以上。

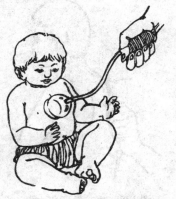

图 126　气罐拔吸胸部

（四）针刺少商、少泽

刺后以挤压出血3滴为准。

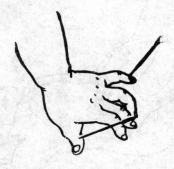

图127　针刺少商、少泽

（五）梅花针叩打大椎

每次叩打3~5次，轻叩。

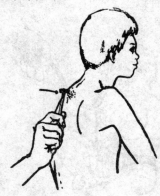

图128　梅花针叩打大椎

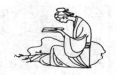

（六）胸背贴敷药

调中药外敷，固定2天以上。

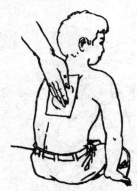

图129　胸背贴敷药

（七）背部刮痧

刮至皮肤发红为度。

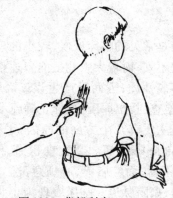

图130　背部刮痧

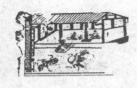

中国民间儿疗图解

（八）内服中药

中药常用配方：柴胡、首乌、白及、虎杖、桔梗、白芍、滑石等。

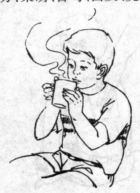

图131　内服中药

第五节　腹　痛

一、概　述

小儿腹痛是常见的临床证候，较小的患儿不能自述症状，往往表现为夜哭不安；而较大患儿虽能叙述疼痛，但不易正确表述腹痛部位或疼痛性质；因而易产生误诊。所以一旦发现小儿腹痛，需要认真检查，找出原因，选择正确施术方法。

小儿腹痛主要有几个方面的原因：①外感风寒入于胃肠或过食生冷，腹部阵阵疼痛。②乳食积滞，停于中州。③热结肠道，大便闭结不通，面红唇赤，心烦意乱。④气滞血瘀，如跌仆、术后经脉受损，瘀阻脉道。临床表现为小儿脐周痛或小腹痛，疼痛不定等。

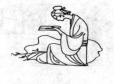
二、治疗图解

（一）揉脘腹

每回揉 100 次以上，力度均匀。

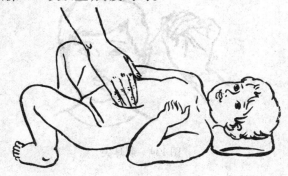

图 132　揉脘腹

（二）点按足三里

每回按 50 次以上，力度以胀痛为宜。

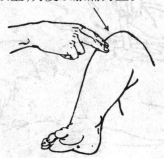

图 133　点按足三里

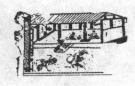

(三)刺耳尖

以刺后挤压出 2 滴血为宜。

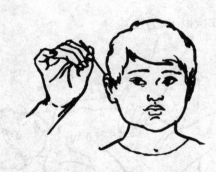

图 134　刺耳尖

(四)隔姜灸背部

每次灸 3 分钟以上。

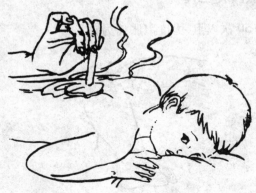

图 135　隔姜灸背部

（五）灸脐中

每次灸 5 分钟以上。

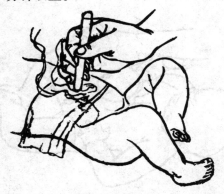

图 136　灸脐中

（六）火罐吸肚脐

每次拔吸 5 分钟以上。

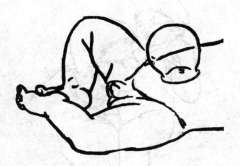

图 137　火罐吸肚脐

（七）盐熨脘腹

一般熨 30 次以上。

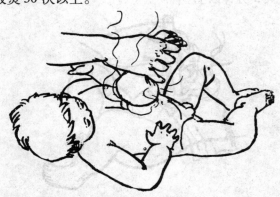

图 138　盐熨脘腹

（八）口吸哑中脘

每回吸哑 10 次以上。

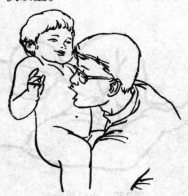

图 139　口吸哑中脘

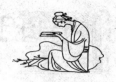

第六节 呕 吐

一、概 述

小儿呕吐多因胃失和降，气逆于上所致。常见原因为：①乳食积滞。即乳食过多，积于中脘，胃不受纳。②胃中积热。过食辛辣炙煿，热积于胃。③脾胃虚寒。过食瓜果生冷，寒凝胃脘，中阳不运。④肝气犯胃。情志怫郁，肝气不舒，横逆犯胃。⑤跌仆惊恐。因受惊恐，气机逆乱，肝逆犯胃。

临床常见为呕吐，吐出物酸臭难闻。或睡卧不宁、哭闹不安等。

二、治疗图解

（一）推下六腑

每回推100次。

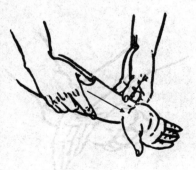

图140　推下六腑

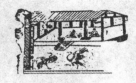

（二）揉脘腹

每回揉 200 次以上。

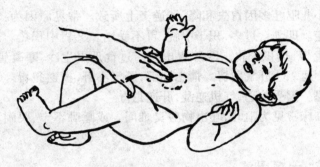

图 141　揉脘腹

（三）擦涌泉

以肤热为度。

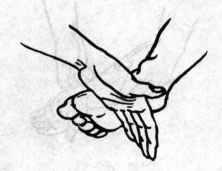

图 142　擦涌泉

（四）银针刺足三里

刺后留针 2 分钟以上。

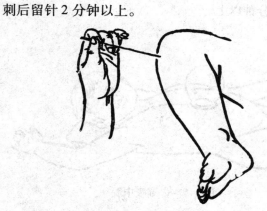

图 143　银针刺足三里

（五）艾灸脐中

每次灸 5 分钟以上。

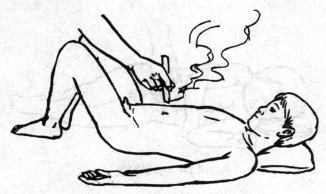

图 144　艾灸脐中

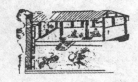

（六）火罐吸中脘

每次吸2分钟以上。

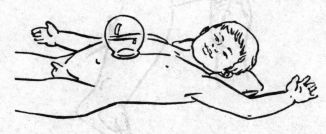

图145　火罐吸中脘

（七）蛋熨脘腹

每次熨15分钟以上。

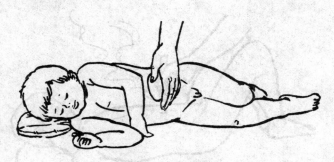

图146　蛋熨脘腹

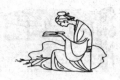

（八）背部隔布刮痧

刮痧以肤热为度，或刮至皮肤出现斑点。

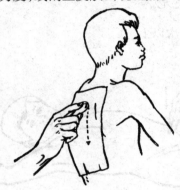

图147　背部隔布刮痧

第七节　遗　尿

一、概　述

小儿遗尿又称遗溺或尿床。主要是小儿夜睡中小便自遗。多因小儿经脉未盛，气血未充，脏腑失养；或心肾阳虚，脾肺不足；或膀胱失约，津液不藏而致。

临床表现为小便失控，夜间尿床，梦中遗尿等。

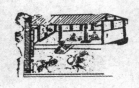
二、治疗图解

（一）点按关元

每回点按 30 次以上。

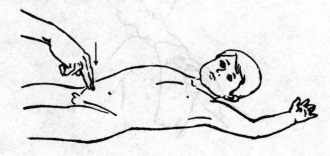

图 148　点按关元

（二）点按八髎

每回点按 50 次以上。

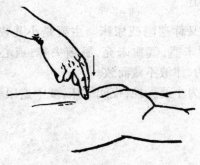

图 149　点按八髎

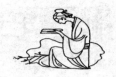

（三）推七节

每回推 50 次以上。

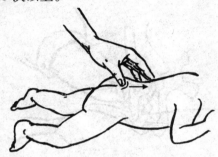

图 150　推七节

（四）梅花针轻叩脊柱

每次叩打 5 遍为宜。

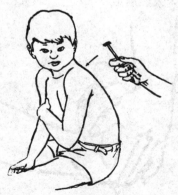

图 151　梅花针轻叩脊柱

（五）灸八髎

每次灸 5 分钟以上。

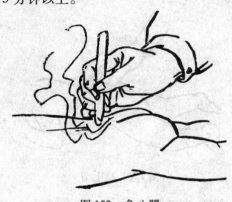

图 152　灸八髎

（六）面粉敷足心

敷贴后固定 2 天然后取下。

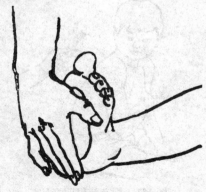

图 153　面粉敷足心

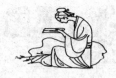

(七) 艾 熨

每次熨 5 分钟以上。

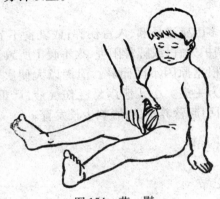

图 154 艾 熨

(八) 火罐吸肚脐

每次吸 10 分钟以上。

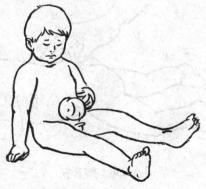

图 155 火罐吸肚脐

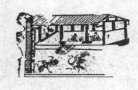
第八节　泄　泻

一、概　述

小儿泄泻多因感受外邪,入胃伤脾;或乳食不节,损害脾胃;或脾胃素虚,调护失宜;或脾肾阳虚,火不暖土所致。

临床表现根据原因不同而异。泄泻以大便次数增多、粪质稀薄或如水样为主症。小儿泄泻易耗伤气液,严重者气脱液竭而死亡;轻者可引起营养不良,影响生长发育。

二、治疗图解

(一)推七节

每回推 50 次以上。

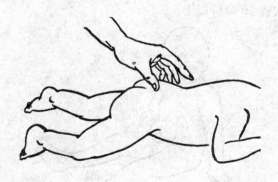

图 156　推七节

中国民间儿疗图解

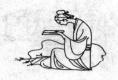

(二)掐中指止泻点

重掐中指止泻点 10 次以上。

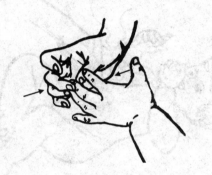

图 157　掐中指止泻点

(三)点按脘腹

每回 50～100 次以上。

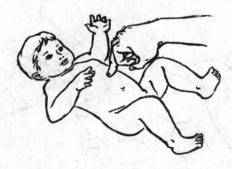

图 158　点按脘腹

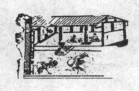
（四）隔姜灸脐中

每次灸 5 分钟以上。

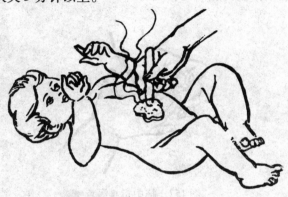

图 159　隔姜灸脐中

（五）艾灸长强

每次灸 3 分钟以上。

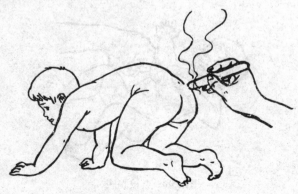

图 160　艾灸长强

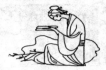

（六）盐熨腹部

每次熨 20 分钟。

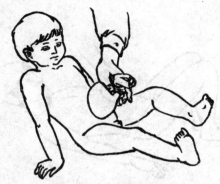

图 161　盐熨腹部

（七）针刺委中出血

刺后以挤压出 5 滴血为宜。

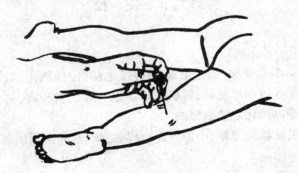

图 162　针刺委中出血

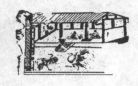

（八）中药熨腹部

每次熨 15 分钟以上。配方以散寒解表、活血通络中药为主。

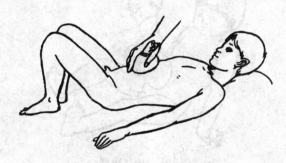

图 163　中药熨腹部

第九节　便　秘

一、概　述

常见小儿便秘，有过食辛辣香燥之品，使燥热内结；或过用辛温药物导致伤津耗液，胃肠积热。也有因乳食积滞，过食肥甘生冷和难以消化之物而致的。

常见症状为便秘、小便黄赤、身热心烦、腹胀满而痛等。

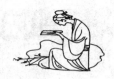

二、治疗图解

（一）揉脘腹

每回 100 次以上。

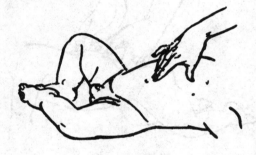

图 164　揉脘腹

（二）推下六腑

每回推 50 次以上。

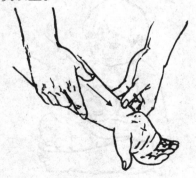

图 165　推下六腑

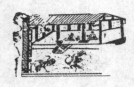
（三）捏　脊

每次捏 10 遍以上。

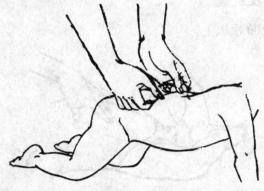

图 166　捏　脊

（四）水罐吸中脘

每次吸 5 分钟以上。

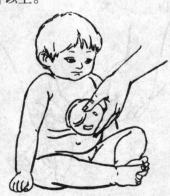

图 167　水罐吸中脘

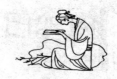

（五）菜液敷肚脐

菜液敷后需固定。

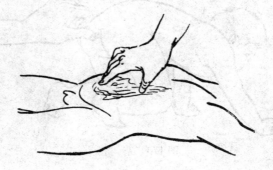

图168　菜液敷肚脐

（六）草药熨

每次熨15分钟以上。

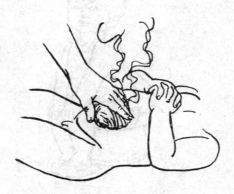

图169　草药熨

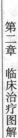

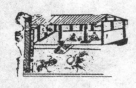

（七）塞　肛

塞入后停留 15 分钟以上。

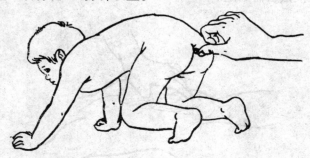

图 170　塞　肛

（八）坐　药

每次坐药 20 分钟以上。

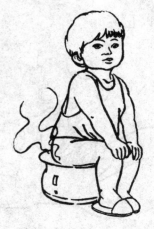

图 171　坐　药

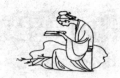

第十节 湿 疹

一、概 述

小儿湿疹民间称为湿毒疮。多因风湿热邪客于肌肤,或血虚生风、生燥,肌肤失养,营养不良所致。

临床上分急性和慢性两种。急性湿疹表现为丘疹、水泡,皮疹破损形成糜烂,渗液不止,浸淫成片。慢性湿疹表现为皮疹呈局限性,界线清楚,皮肤增厚、粗糙如革状,瘙痒明显。

二、治疗图解

(一)刺耳尖出血

以刺后出2滴血为宜。

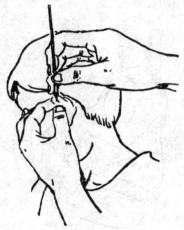

图 172　刺耳尖出血

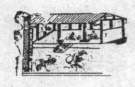
（二）三棱针刺委中

以刺后出 5 滴血为宜。

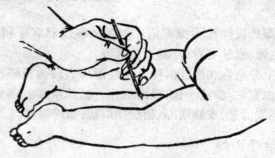

图 173　三棱针刺委中

（三）新鲜草药外洗

草药配方多用清热解毒、除湿利水之品。

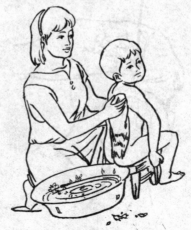

图 174　新鲜草药外洗

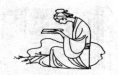

（四）坐 药

坐药15分钟。

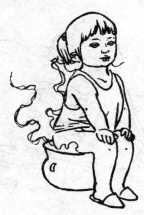

图175 坐 药

（五）灸曲池

每次灸15分钟。

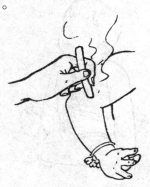

图176 灸曲池

（六）熏　雾

每次熏5分钟以上。

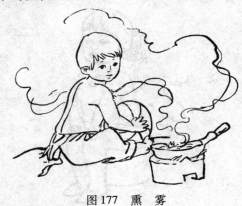

图177　熏　雾

（七）香　佩

香佩药以开窍醒神、解毒杀虫、健肤强筋为主。

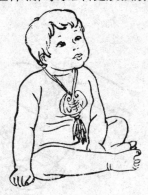

图178　香　佩

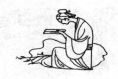

（八）内服中药

中药配方以清热解毒为主。

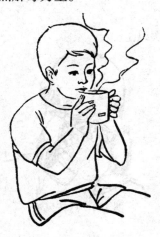

图179 内服中药

第十一节 近 视

一、概 述

小儿近视多因先天肝肾亏虚，平常起居姿态不良，久看电视、书刊等而致。其临床表现为视力减退、视物不清。有的同时合并斜视、弱视等。

小儿近视宜早防早治。主要是纠正不良习惯，以防为主，配合做眼保健操。

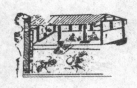

二、治疗图解

（一）点按风池

每回点按 30 次以上。

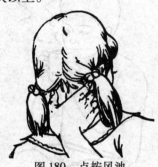

图 180　点按风池

（二）捏　脊

每次捏 5 遍以上。

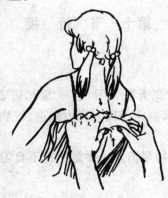

图 181　捏　脊

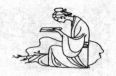

（三）分推额头

每回分推 100 次以上。

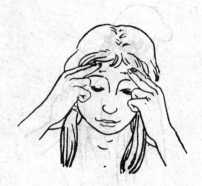

图 182　分推额头

（四）拿捏眼轮圈

每回 20 次以上。

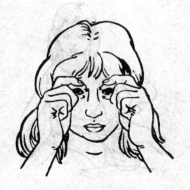

图 183　拿捏眼轮圈

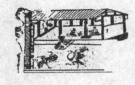
（五）梅花针叩打脊柱

每回叩打 3 次以上。

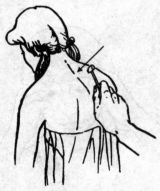

图 184　梅花针叩打脊柱

（六）贴药灸曲池

每次施术 2 分钟。

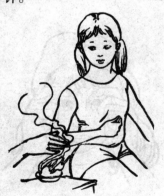

图 185　贴药灸曲池

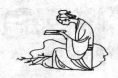

（七）指熨太阳、百会

每回施术 50 次以上。

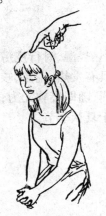

图 186　指熨太阳、百会

（八）点　眼

选用有关药品点眼睛。

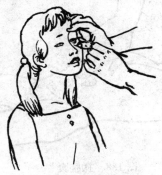

图 187　点　眼

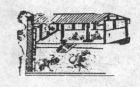
第十二节　小儿麻痹症

一、概　述

本病多因外感风热暑湿、时行疫疠之邪所致。

临床表现，初期具有发热、流涕、咳嗽、呕吐等类似感冒夹食证；继而出现肢体疼痛，随即痿软无力；后期肌肉萎缩、关节伸屈不利，畸形等。常发于夏秋季节。

二、治疗图解

（一）揉脘腹

每回揉 100 次以上。

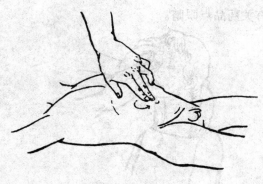

图 188　揉脘腹

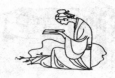

（二）掐后跟

掐 50 次以上。

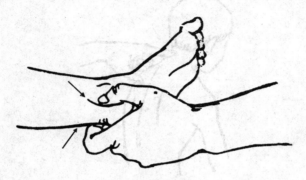

图 189　掐后跟

（三）擦涌泉

每次擦至肤热为宜。

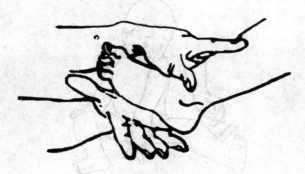

图 190　擦涌泉

（四）点按风池、大椎等

每回点按 100 次以上。

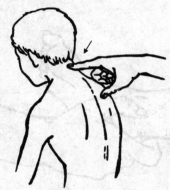

图 191　点按风池、大椎等

（五）叩打患侧

每回叩打 30 次以上。

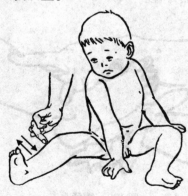

图 192　叩打患侧

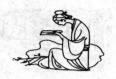

（六）针刺患侧

针刺以重泄为主。

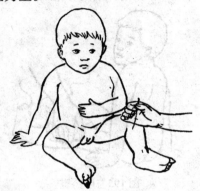

图193　针刺患侧

（七）沿经灸患侧

每次灸 30 分钟以上。

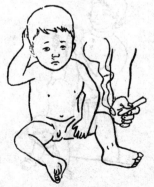

图194　沿经灸患侧

（八）中药熨

中药配方以活血通络、散寒解表为主。

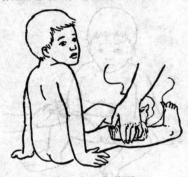

图 195　中药熨

（九）倒　立

每回施术倒立 5 次以上，倒立后停留 1 分钟以上。

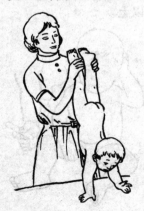

图 196　倒　立

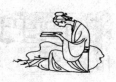

（十）药　鞭

每回拍打 50 次以上。

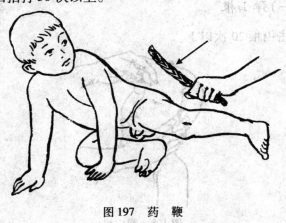

图 197　药　鞭

第十三节　五迟症

一、概　述

　　小儿五迟症多因父母气血虚弱,导致先天胎禀不足;或后天营养失宜,五脏气血不充;或疾病缠绵,肝肾亏损,气血不足等所致。

　　临床表现为五迟。立迟,即站立不稳;行迟,即走路晃动;齿迟,即牙齿迟迟不生;语迟,即语言迟缓;发迟,即头发细黄稀少。患儿精神萎靡,体格发育很差,容易出汗等。

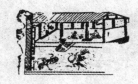

二、治疗图解

(一)弹山根

弹击山根 20 次以上。

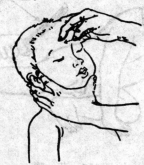

图 198　弹山根

(二)开天门

分推天门 50 次以上。

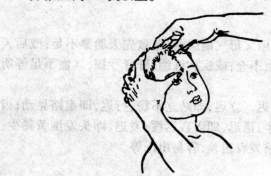

图 199　开天门

(三)黄蜂入洞

点按 50 次以上。

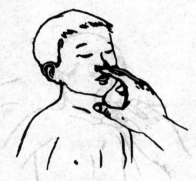

图 200　黄蜂入洞

(四)挑四缝

挑后挤压出黏液为准。

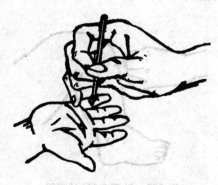

图 201　挑四缝

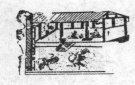

(五)三棱针点刺金津玉液

点刺后以出血为度。

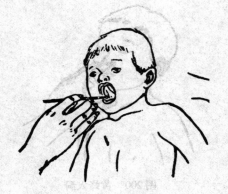

图202 三棱针点刺金津玉液

(六)针刺合谷、足三里

每次施术留针2分钟。

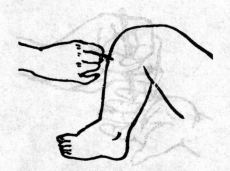

图203 针刺合谷、足三里

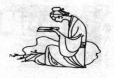

（七）闪　灸

每次灸 10 分钟以上。

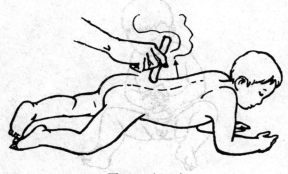

图 204　闪　灸

（八）药罐吸八髎

每次吸 10 分钟以上。

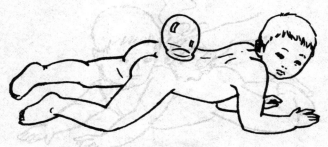

图 205　药罐吸八髎

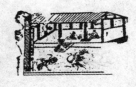
（九）膏药贴肚脐

每次贴药保持 2 天以上。

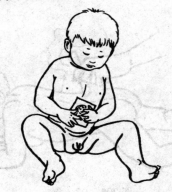

图 206　膏药贴肚脐

（十）草药熨

每次熨 30 分钟以上。

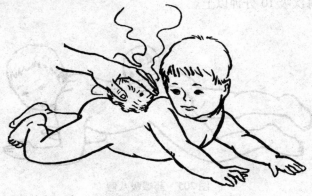

图 207　草药熨

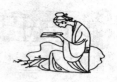

第十四节 损 伤

一、概 述

小儿损伤多因外界直接或间接暴力所致。可造成小儿手、足、关节等部位和躯体损伤。

其损伤以轻重不一而表现各异。主要有患处红肿疼痛，或关节脱位、韧带挫伤、行走困难等。重者应送医院救治。一般扭、挫伤，可按下法进行治疗。

二、治疗图解

（一）点按患周穴位

每回点按30次以上。

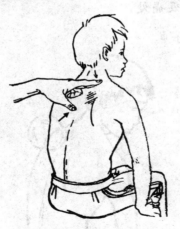

图208　点按患周穴位

第二章　临床治疗图解

（二）三棱针刺红肿瘀点处

以刺后出血为度。

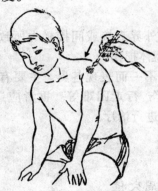

图 209　三棱针刺红肿瘀点处

（三）火罐吸痛处

每次吸 10 分钟。

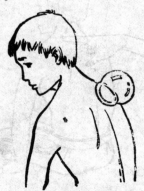

图 210　火罐吸痛处

（四）敷药贴患处

药物以活血化瘀、清热凉血为主。

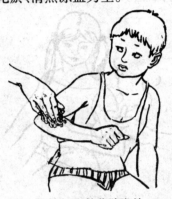

图 211　敷药贴患处

（五）中药熨

每次熨 30 分钟以上。

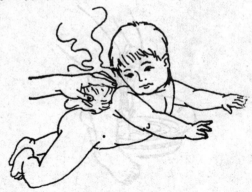

图 212　中药熨

（六）酒火涂抹

每回涂抹 10 次以上。

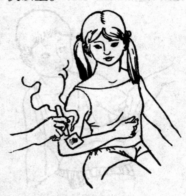

图 213　酒火涂抹

（七）药洗患处

每次洗 15 分钟以上。

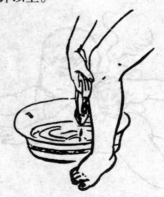

图 214　药洗患处

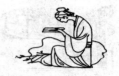

（八）醋敷损伤处

每次敷 30 分钟，每天 2 次。

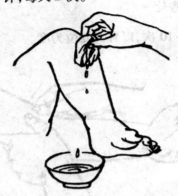

图 215　醋敷损伤处

第十五节　骨　折

一、概　述

多因直接暴力或间接暴力所致。如突然跌仆、撞击、闪挫、压轧\负重、劳损等造成骨质断裂。由于小儿处在生长发育期，骨骼未成形，易于折损。

临床表现为局部红肿、疼痛难忍，可见骨折重叠等畸形，触及时、可闻骨擦音。

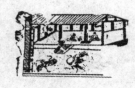
二、治疗图解

（一）拿捏患处

拿捏患处 5～10 次，以骨折复位为度。

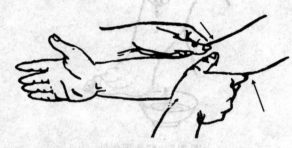

图 216　拿捏患处

（二）牵引复位

用力要大，然后放松，以骨折复位为准。

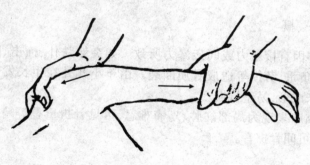

图 217　牵引复位

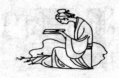

(三)按压复位

每回按压2～10次。

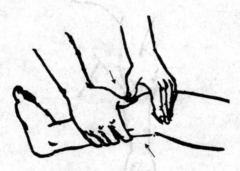

图218　按压复位

(四)膏药敷患处

每次敷贴2天以上。

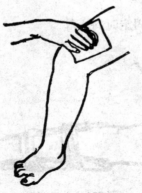

图219　膏药敷患处

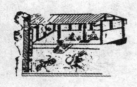

（五）中药敷患处

配以强筋壮骨、活血通络之剂。

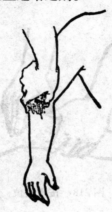

图 220　中药敷患处

（六）夹板固定

根据骨折部位固定时间不等。

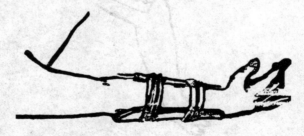

图 221　夹板固定

(七)葱 熨

每次熨 30 分钟以上。

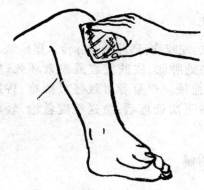

图 222　葱　熨

(八)内服中药

中药配方以行气活血、清热消肿为主。

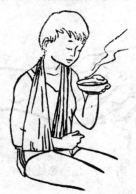

图 223　内服中药

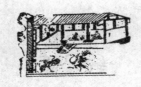
第十六节　虫、蛇咬伤

一、概　述

多因各种虫、蛇咬伤,毒邪沿经脉传入里所致。

临床常见伤处肿胀、皮肤发红或发紫坏死;局部烧灼样剧痛,或流出少量血液。严重者可致呼吸困难、昏迷,甚至死亡。故本病重者应按下法处理后,急送医院救治,轻症可按下法处理,观察。

二、治疗图解

(一)压迫患处上方

以止血为度。

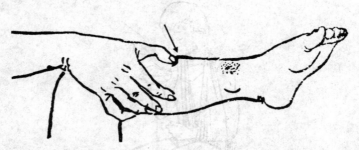

图224　压迫患处上方

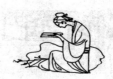

（二）三棱针点刺出血

以刺后挤压出血为宜。

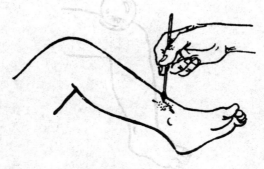

图 225　三棱针点刺出血

（三）堆灸患处

每次施术 2 分钟。

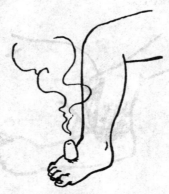

图 226　堆灸患处

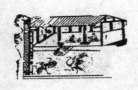
（四）火罐吸患处

以拔吸出毒汁、恶血为主。

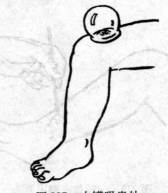

图 227　火罐吸患处

（五）泥药敷患处

每次敷贴 2 天以上。

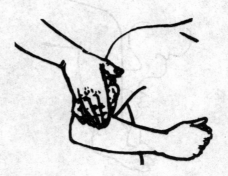

图 228　泥药敷患处

中国民间儿疗图解

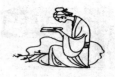

（六）物块熨

以肤热烫为度。

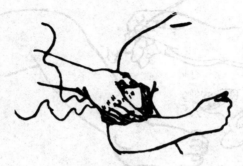

图 229　物块熨

（七）吸　咂

以吸出毒汁、恶血为准。

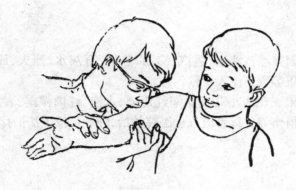

图 230　吸　咂

（八）灯　火

烧灼患处，杀灭细菌。

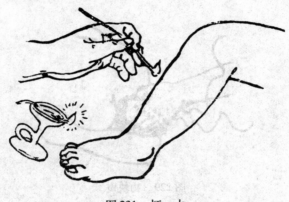

图 231　灯　火

第十七节　水火烫伤

一、概　述

多因突然被沸水、蒸汽、沸油、热粥、石灰水、烈火、放射线、化学物质等烫伤体表所致。

临床表现为小儿皮肤潮红疼痛、水泡、红肉裸露、表皮剥落或肌肉损伤等。重者应急送医院救治，轻者可按下法治疗。

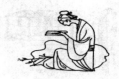

二、治疗图解

（一）灸烫伤处

每次灸 2 分钟以上。

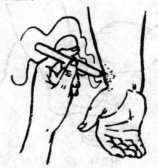

图 232　灸烫伤处

（二）泥药敷患处

每次敷贴 3 天以上。

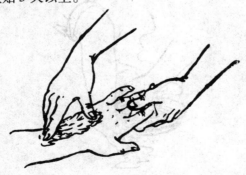

图 233　泥药敷患处

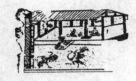

（三）涂 药

配方以生肌健肤为主。

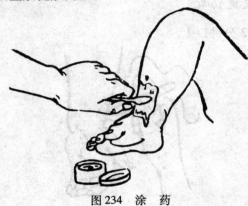

图234 涂 药

（四）洗 药

配方以清热解毒润肤为主。

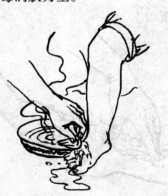

图235 洗 药

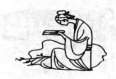

(五)醋敷患处

每次敷 30 分钟,每天 2 次。

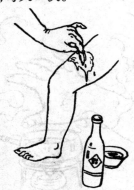

图 236　醋敷患处

(六)浸　泡

每次浸泡 30 分钟以上。

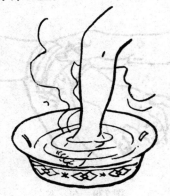

图 237　浸　泡

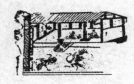

（七）熏　雾

每次熏 20 分钟以上。

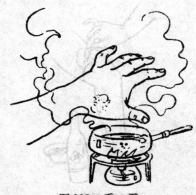

图 238　熏　雾

（八）包　扎

消毒后包扎，避免太紧。

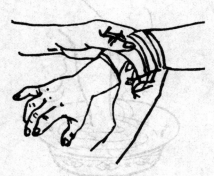

图 239　包　扎

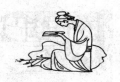

第十八节　外伤出血

一、概　述

　　因各种原因造成的刀伤、跌仆损伤、碰伤破皮所致。根据伤势轻重、伤口大小、流血量多少不等,其临床表现亦不一。无论伤情如何,均可采用下列方法迅速止血,重者应送医院进一步救治。

二、治疗图解

(一)压迫止血

压迫力度要够,以止血为度。

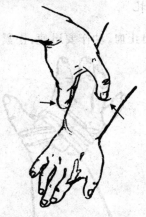

图240　压迫止血

（二）中药粉敷伤处

以止血生肌中药为主。

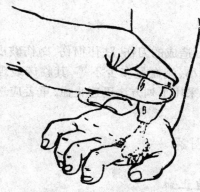

图241　中药粉敷伤处

（三）外用包扎

外用包扎，压迫止血，动作要迅速，松紧要适当。

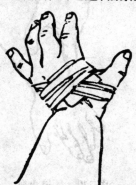

图242　外用包扎